Sygepleje

i psykiatrien

Den komplette guide

Freja Madsen

Indholdsfortegnelse

Introduktion 13

- Oversigt over psykiatrien som et 14
  medicinsk område.

- Betydningen af sygeplejersker på 15
  psykiatriske afdelinger.

Kapitel 1: Psykiatriens historie og 17
udvikling af sygeplejerskens rolle

- Historien om behandling af psykisk 18
  sygdom.

- Den psykiatriske sygeplejerskes 19
  ændrede rolle.

- Effekten af medicinske og 21
  videnskabelige opdagelser.

Kapitel 2: Hjernens anatomi og fysiologi 25

- Neurobiologisk grundlag for 26
  psykiatriske lidelser.

- Samspillet mellem hjernen, 28
  neurotransmittere og psykofarmaka.

Kapitel 3: Større psykiatriske lidelser 31

- Klassifikation af lidelser (DSM-V). 32

- Symptomer, diagnose og behandling af lidelser som skizofreni, bipolaritet, svær depression osv.   34

- Sociale og familiemæssige konsekvenser af lidelser.   36

Kapitel 4: Psykiatriske udredningsteknikker   39

- Kliniske interviews.   40

- Vurderingsskalaer og tests.   41

- Adfærdsobservation.   43

Kapitel 5: Den terapeutiske relation   47

- Effektiv kommunikation med patienten.   48

- Vigtigheden af at lytte og vise empati.   49

- Udfordringer i forholdet mellem patient og sygeplejerske i psykiatrien.   51

Kapitel 6: Behandlingsteknikker og procedurer   53

- Individuel terapi og gruppeterapi.   54

- Medicinsk behandling.   56

- Alternative og komplementære terapier (kunstterapi, musikterapi).   58

Kapitel 7: Krisestyring   61

- Genkendelse af advarselstegn.   62

- Interventionsteknikker i tilfælde af aggression, selvmordsforsøg eller selvaggression.   63

- Vigtigheden af deeskalering og fastholdelse.   65

Kapitel 8: Etik og deontologi i psykiatrien   67

- Patienters rettigheder.   68
- Fortrolighed og tavshedspligt.   69
- Etiske dilemmaer, der er specifikke for psykiatrien.   71

Kapitel 9: Multidisciplinært teamarbejde   73

- De forskellige faggruppers roller og funktioner.   74
- Samarbejde og effektiv kommunikation i teamet.   76

Kapitel 10: Forebyggelse og uddannelse   79

- Sygeplejerskens rolle i forebyggelse af tilbagefald   80
- Uddannelse af patienter og deres familier.   82
- Vigtigheden af at øge den offentlige bevidsthed.   83

Kapitel 11: Psykofarmakologi i detaljer   87

- Virkningsmekanismer for psykofarmaka.   88
- Håndtering af bivirkninger.   89
- Interaktioner med lægemidler.   91

Kapitel 12: Særlige befolkningsgrupper i   95
psykiatrien

- Børne- og ungdomspsykiatri.   96

- Gerontopsykiatri: Psykiske lidelser hos   97
  ældre.

- Psykiatriske lidelser under graviditet og   99
  i perioden efter fødslen.

Kapitel 13: Kultur og psykiatri   103

- Kulturens indflydelse på opfattelsen af   104
  psykisk sygdom.

- Udfordringer og strategier for   105
  interkulturel pleje.

Kapitel 14: Teknologi og innovation i   109
psykiatrien

- Telemedicin og fjernkonsultationer.   110

- Mobilapplikationer og   112
  selvhjælpsplatforme.

- Teknologiske fremskridt inden for   113
  neuroimaging.

Kapitel 15: Nye terapeutiske tilgange   117

- Mindfulness-baserede terapier.   118

- Virtuel virkelighed i psykoterapi.   119

- Integrative og holistiske tilgange.   121

Kapitel 16: Psykiatrisk forskning og   125
fremtidsudsigter

• Betydningen af klinisk og   126
  grundlæggende forskning.

• De seneste vigtige opdagelser.   127

• Fremtidsudsigter og terapeutiske   129
  innovationer.

Kapitel 17: Retspsykiatri   131

• Krydsfeltet mellem psykiatri og   132
  retssystem.

• Vurdering af farlighed og kriminelt   133
  ansvar.

• Patienthåndtering i fængsler.   135

Kapitel 18: Sygeplejerskens træner og 139
leder

• Deling af viden med nye sygeplejersker. 140

• Coaching, supervision og mentoring.   141

• Sygeplejersken som leder og   143
  forandringsskaber.

Kapitel 19: Psykiatriens udfordringer og 145
tabuer

• Afmystificering af stereotyper og   146
  fordomme omkring psykisk sygdom.

• Vigtigheden af at bekæmpe   147
  stigmatisering.

• De aktuelle udfordringer for   149
  psykiatriske sygeplejersker.

Kapitel 20: Sygeplejerskens trivsel og   153
modstandsdygtighed

- Genkendelse og håndtering af   154
  arbejdsrelateret stress.

- Vigtigheden af supervision og løbende   156
  træning.

- Vi tager os af os selv for bedre at kunne   158
  tage os af andre.

Konklusion   161

- Fremtiden for psykiatri og psykiatrisk   162
  sygepleje.

- Tilskyndelse til forskning og innovation.   163

« *Psykiatri er ikke blot kunsten at stille diagnoser, men den dybe videnskab at lytte til, forstå og lede sjælen gennem dens indre storme.* »

INTRODUKTION

Oversigt over psykiatrien som et medicinsk område.

Psykiatrien, med alle dens mysterier og opdagelser, er den fascinerende gren af medicinen, der udforsker dybet i det menneskelige sind. Lige fra begyndelsen af vores historie har menneskeheden forsøgt at forstå karakteren af sindets lidelser, de gåder, der synes at være i modstrid med synlige fysiske skader. Faktisk har psykiatrien gennem sine mange metamorfoser helliget sig søgen efter disse svar og navigeret i bevidsthedens, det ubevidstes, følelsernes og adfærdens slyngninger.

Psykiatrien har altid haft en særlig plads i det store og varierede medicinske felt. Psykiatrien er ikke kun interesseret i hjernens biologi, men også i livserfaringers, kulturers og samfunds indvirkning på vores mentale sundhed. Den skiller sig ud ved sin evne til at forbinde krop og sind og anerkende, at vores mentale velbefindende er lige så afgørende som vores fysiske sundhed.

Fra oldtiden, hvor man troede, at psykisk sygdom var et resultat af gudernes vrede, til renæssancen, hvor asyler og hospicer var normen, har psykiatrien udviklet sig til den moderne disciplin, der anerkender, studerer og behandler psykiske lidelser ud fra både et videnskabeligt og et menneskeligt perspektiv. Den bruger nu avancerede metoder, der spænder fra adfærdsterapi til psykofarmakologi, samtidig med at den fokuserer på individet.

Psykiatrien har også givet anledning til filosofiske debatter om virkelighedens natur, normalitet og anderledeshed. Hvad er en sund mental oplevelse? Hvordan adskiller vi psykisk lidelse fra normale variationer i menneskelig erfaring? Disse spørgsmål ligger i hjertet af psykiatrien og kræver løbende introspektion, ikke kun af sundhedspersonale, men af samfundet som helhed.

Som et medicinsk område er psykiatri et dybt menneskeligt, udviklende og tværfagligt eventyr. Det minder os om, at omsorg for sindet er lige så vigtigt som omsorg for kroppen, og at det er vores pligt at blive ved med at forske, lære og udvikle vores forståelse af dette uhåndgribelige, men vitale univers, som er det menneskelige sind.

Sygeplejerskens betydning på en psykiatrisk afdeling.

I hjertet af psykiatrisk pleje ligger sygeplejersken, en vigtig søjle i dynamikken i et tværfagligt team. Deres rolle er meget mere end blot at udføre medicinske opgaver; psykiatriske sygeplejersker er ofte den første linje i interaktionen med patienterne og tilbyder lytning, forståelse og støtte.

Disse sundhedsprofessionelle arbejder i en verden, hvor kommunikation og empati er af afgørende betydning. I modsætning til andre medicinske specialer, hvor symptomer ofte kan ses eller måles, ligger lidelsen i psykiatrien i det uhåndgribelige, i sindets og følelsernes forviklinger. Og det er her, sygeplejerskerne kommer ind i billedet med subtilitet og finesse og bruger deres uddannelse og intuition til at vurdere og gribe ind, men også til at opbygge terapeutiske relationer baseret på tillid.

Psykiatriske sygeplejersker er også uddannet til at håndtere potentielt ustabile eller uforudsigelige situationer. De konfronteres ofte med kriser, der kræver en hurtig, rolig og velinformeret reaktion, hvad enten det er for at dæmpe en ophidset patient eller for at yde øjeblikkelig støtte til en person i dyb nød.

Ud over at håndtere nødsituationer spiller sygeplejersker en grundlæggende rolle i patientplejen. De spiller en aktiv rolle i udarbejdelsen af plejeplaner, koordinerer med andet sundhedspersonale og implementerer terapeutiske indgreb. Deres rolle omfatter også at uddanne patienter og deres familier og hjælpe dem med at forstå sygdommen, behandlingen og hvordan de bedst håndterer situationen i det daglige.

Man skal også huske på, at psykiatriske sygeplejersker ofte er forandringsagenter. Ved at arbejde direkte på området er de i stand til at observere mangler, behov og muligheder for forbedringer. De kan således bidrage til innovation inden for psykiatrisk pleje ved at foreslå nye metoder og tilgange, altid i patientens interesse.

I sidste ende repræsenterer den psykiatriske sygeplejerske en hårfin balance mellem videnskab og menneskelighed. De kombinerer en solid medicinsk uddannelse med en dyb forståelse for deres patients følelsesmæssige og psykologiske behov. Deres betydning inden for psykiatrien kan ikke undervurderes, da de spiller en nøglerolle i deres patients helbredelse, velbefindende og værdighed.

Kapitel 1

PSYKIATRIENS HISTORIE OG UDVIKLINGEN AF SYGEPLEJERSKENS ROLLE

Behandlingshistorik psykisk sygdom.

Historien om behandling af psykisk sygdom er lige så gammel som selve civilisationens historie. Den afspejler den måde, hvorpå forskellige kulturer og epoker har forstået og reageret på psykisk lidelse, lige fra overtro og stigmatisering til en mere nuanceret og medfølende forståelse.

Antikken:

I oldtiden blev psykisk sygdom ofte tilskrevet overnaturlige årsager, såsom dæmonisk besættelse eller gudernes vrede. Behandlingerne strakte sig fra eksorcismer til religiøse ritualer. Men skikkelser som Hippokrates i det gamle Grækenland foreslog, at disse sygdomme kunne have fysiologiske årsager, og gik ind for mere naturlige tilgange, såsom kostændringer eller hvile.

Middelalderen:

I middelalderen i Europa var forståelsen af psykisk sygdom i høj grad påvirket af religion. Inkvisitionen og heksejagten var ofte rettet mod dem, der blev opfattet som mentalt anderledes. Nogle steder så man dog fremkomsten af asyler, selvom disse mere var isoleringssteder end egentlige behandlingscentre.

Renæssance:

På renæssancens tid var der en fornyet interesse for videnskab og medicin. På trods af det ændrede forholdene på anstalterne sig næsten ikke, og mange patienter blev mishandlet eller forsømt.

Det 18. og 19. århundrede:

Oplysningstiden bragte en mere humanitær tilgang. Skikkelser som Philippe Pinel i Frankrig gik ind for en mere medfølende behandling af de psykisk syge. I USA kæmpede Dorothea Dix for oprettelsen af asyler, hvor patienterne kunne få reel pleje. Det var også på dette tidspunkt, at begrebet psykoterapi begyndte at dukke op.

Det 20. århundrede:
Opdagelsen af antipsykotika i 1950'erne markerede et stort vendepunkt. Disse lægemidler gjorde det muligt for mange patienter at leve et relativt normalt liv uden for institutionerne. Psykoterapi, især Freuds psykoanalyse, blev også mere og mere populær.

I midten og slutningen af det 20. århundrede skete der imidlertid en overgang til afinstitutionalisering, hvor plejen blev flyttet fra hospitalerne til lokalsamfundet. Dette blev både hyldet for at fremme patienternes autonomi og kritiseret for at efterlade nogle uden passende pleje.

Det 21. århundrede:
I dag er behandlingen af psykisk sygdom en holistisk tilgang, der kombinerer medicinering, terapi, samfundsinterventioner og recovery-strategier. Stigmatiseringen fortsætter, men der er også en voksende anerkendelse af vigtigheden af mental sundhed på alle niveauer i samfundet.

Gennem århundreder har den måde, samfundet har opfattet og behandlet psykisk sygdom på, svinget mellem medfølelse og stigmatisering, mellem forskning og frygt. Denne historiske rejse understreger vigtigheden af fortsat at søge mere effektive og humane måder at støtte dem, der kæmper med psykisk sygdom.

Udvikling af rollen
af den psykiatriske sygeplejerske.

Den psykiatriske sygeplejerskes skiftende rolle afspejler de dybtgående ændringer i den måde, samfundet tilgår og

19

forstår mental sundhed på. Fra simpel plejer til specialiseret terapeut har den psykiatriske sygeplejerske gennemgået en bemærkelsesværdig forvandling i løbet af årtierne.

Oprindelse:
I de tidlige dage med psykiatriske anstalter blev sygeplejersker ofte set som vagter. Deres vigtigste rolle var at opretholde orden, overvåge patienterne og sørge for institutionens sikkerhed. Uddannelsen var minimal, og indgrebene blev i høj grad dikteret af lægerne.

Tidligt i det 20. århundrede:
Med fremkomsten af psykologi og psykiatri som videnskabelige discipliner begyndte den psykiatriske sygeplejerske at spille en mere aktiv rolle i behandlingen af patienter. Sygeplejerskerne blev uddannet til at observere og rapportere om patienternes adfærd, administrere medicin og hjælpe med terapier som bade eller elektrokonvulsiv terapi.

Midt i det tyvende århundrede:
Introduktionen af antipsykotisk medicin og fremkomsten af psykoterapi gav nye dimensioner til sygeplejerskens rolle. Sygeplejerskerne blev i stigende grad betragtet som vigtige medlemmer af det terapeutiske team. Deres uddannelse blev udvidet, og de begyndte at spille en aktiv rolle i udviklingen og implementeringen af behandlingsplaner.

Slutningen af det 20. århundrede og begyndelsen af det 21. århundrede:
Med bevægelsen mod afinstitutionalisering og pleje i lokalsamfundet kom de psykiatriske sygeplejersker til at stå i spidsen for den kommunale pleje. De påtog sig case management, koordinering af pleje og supervision af medicinsk behandling. Specialsygeplejersker, eller

psykiatriske sygeplejersker, fik avancerede færdigheder i at diagnosticere, ordinere medicin og give terapi.

Sygeplejersker har også spillet en nøglerolle i fremme af mental sundhed, forebyggelse og uddannelse af patienter og lokalsamfund. Deres tilgang er også blevet udvidet til ikke kun at omfatte sygdomsbehandling, men også støtte til recovery og forsvar af patientrettigheder.

Den psykiatriske sygeplejerskes nye rolle er et vidnesbyrd om den voksende betydning, der tillægges mental sundhed, og anerkendelsen af den centrale rolle, sygeplejersker spiller i at yde medfølende og specialiseret pleje. I takt med at psykiatrien fortsætter med at udvikle sig, er det klart, at sygeplejersker vil forblive i hjertet af denne transformation og bidrage med ekspertise, medfølelse og engagement hvert eneste skridt på vejen.

Effekten af opdagelser medicinsk og videnskabelig.

Psykiatriens historie er tæt forbundet med de medicinske og videnskabelige opdagelser, der har formet ikke bare vores forståelse af psykisk sygdom, men også vores behandlingsmetoder. Hvert fremskridt har haft en dybtgående indvirkning på patienter, behandlere og samfundet som helhed.

1. Neurotransmittere:
Opdagelsen af neurotransmittere, kemiske stoffer, der letter kommunikationen mellem neuroner, revolutionerede vores forståelse af hjernens funktion. Det førte til formuleringen af teorier om kemisk ubalance som en potentiel årsag til visse psykiske sygdomme.

2. Psykofarmaka:
Udviklingen af lægemidler som antipsykotika, antidepressiva og anxiolytika har radikalt ændret behandlingen af psykiske sygdomme. For eksempel gjorde opdagelsen af chlorpromazin i 1950'erne det muligt for skizofrenipatienter at leve uden for hospitalerne og indvarslede psykofarmakologiens æra.

3. Teknikker til billeddannelse af hjernen:
Redskaber som MRI- og PET-scanninger har gjort det muligt for forskere at observere hjernen i aktion og identificere de strukturelle og funktionelle forskelle, der er forbundet med visse psykiatriske lidelser.

4. Kognitive adfærdsterapier (CBT):
Baseret på solid videnskabelig forskning har CBT vist sig at være effektiv i behandlingen af mange psykiske sygdomme, idet den hjælper patienter med at identificere og ændre negative tanke- og adfærdsmønstre.

5. Genetik og psykiatri:
Forskning i arveligheden af visse psykiske sygdomme har banet vejen for molekylær psykiatri. Selvom den nøjagtige oprindelse af de fleste psykiske lidelser stadig er kompleks, står det nu klart, at der er en genetisk komponent i tilstande som skizofreni, bipolar lidelse og depression.

6. Neuroplasticitet:
Opdagelsen af, at hjernen kan ændre og tilpasse sig hele livet igennem, selv i voksenalderen, har påvirket tilgangen til rehabilitering og terapi, idet man har lagt vægt på **potentialet for bedring og vækst.**

7. Biologiske behandlinger:
Ud over medicin er tilgange som elektrokonvulsiv terapi (ECT), transkraniel magnetisk stimulation (TMS) og dyb hjernestimulation (DBS) dukket op som potentielt effektive

behandlinger af tilstande, der er resistente over for andre former for intervention.

Hver medicinsk og videnskabelig opdagelse har bragt et nyt lag af forståelse og muligheder til det psykiatriske område. Disse fremskridt har ikke kun forbedret resultaterne for millioner af patienter, men har også bidraget til at reducere stigmatiseringen i forbindelse med psykisk sygdom. Baseret på solid evidens fortsætter psykiatrien med at udvikle sig og lover bedre interventioner og en bedre livskvalitet for dem, der lider af psykiske lidelser.

KAPITEL 2

ANATOMI OG FYSIOLOGI AF HJERNEN

Neurobiologisk grundlag
psykiatriske lidelser.

Neurobiologi har vist sig at være et afgørende felt for at afkode mysterierne omkring psykiatriske lidelser. Selvom de nøjagtige mekanismer bag mange lidelser stadig er dårligt forstået, har nogle bemærkelsesværdige fremskridt gjort det muligt for os at forstå det neurobiologiske grundlag for mentale lidelser.

1. Neurotransmittere:
Det er bredt accepteret, at ubalancer i neurotransmittere spiller en central rolle i mange psykiatriske lidelser:
- **Depression**: Teorier peger på, at depression kan skyldes en ubalance i visse neurotransmittere som serotonin, noradrenalin og dopamin.
- **Skizofreni: Dette er** forbundet med dopaminerg hyperaktivitet i visse områder af hjernen.
- **Angstlidelser**: Disse kan være forbundet med en ubalance i det GABAerge system eller i neurotransmitteren serotonin.

2. Cerebrale kredsløb:
Forstyrrelser i specifikke hjernekredsløb menes også at ligge til grund for visse lidelser:
- **Obsessiv-kompulsiv lidelse (OCD)**: Hyperaktivitet er blevet observeret i det cingulo-striato-thalamo-cortikale kredsløb.
- **Posttraumatisk stresslidelse (PTSD)**: De involverede områder omfatter amygdala, medial præfrontal cortex og hippocampus.

3. Neuroplasticitet:
Ændringer i hjernens evne til at danne nye forbindelser og tilpasse sig kan være forbundet med lidelser som

depression. For eksempel er reduceret neuroplasticitet i hippocampus blevet forbundet med depressive episoder.

4. Genetiske aspekter:
Genetik spiller en afgørende rolle for sårbarheden over for visse psykiske sygdomme. Mutationer eller variationer i specifikke gener kan øge risikoen for at udvikle lidelser som skizofreni, bipolar lidelse eller autisme.

5. Inflammation og immunitet:
Nyere forskning tyder på, at en overaktiv immunrespons, der fører til inflammation, kan bidrage til tilstande som depression og skizofreni.

6. Miljøfaktorer og neurobiologi:
Traumatiske oplevelser, især i afgørende udviklingsperioder, kan resultere i neurobiologiske forandringer. For eksempel kan traumer i barndommen påvirke størrelsen og funktionen af amygdala eller hippocampus, hvilket kan bidrage til lidelser som PTSD eller tilknytningsforstyrrelser.

Den menneskelige hjernes kompleksitet gør det ekstremt vanskeligt at isolere de neurobiologiske årsager til psykiatriske lidelser. Ikke desto mindre har videnskabelige fremskridt i høj grad bidraget til at kaste lys over visse grundlæggende mekanismer, hvilket muliggør udviklingen af mere målrettede og effektive behandlinger. Den løbende integration af neurobiologiske, genetiske og miljømæssige opdagelser er afgørende for at forbedre behandlingen og forståelsen af psykiske sygdomme.

Samspil mellem hjernen, neurotransmittere og psykofarmaka.

Samspillet mellem hjernen, neurotransmittere og psykofarmaka er kernen i den psykiatriske farmakologi. For at forstå denne komplekse udveksling er det vigtigt at forstå grundlaget for neuronal signalering, og hvordan lægemidler kan påvirke disse processer.

1. Neuronal kommunikation og neurotransmittere:
Hjernen består af milliarder af neuroner, og kommunikationen mellem dem foregår hovedsageligt via synapser. Ved disse knudepunkter frigives kemiske molekyler kaldet neurotransmittere af en neuron og modtages af en anden via specifikke receptorer. Denne proces udløser en række elektriske og kemiske begivenheder, der påvirker receptorneuronets funktion.

2. Neurotransmitter-ubalance og psykisk sygdom:
Nogle psykiatriske lidelser er forbundet med ubalancer i neurotransmitterne. For eksempel kan depression være forbundet med en reduktion af serotonin, noradrenalin eller dopamin i visse dele af hjernen.

3. Psykofarmaka:
Psykofarmaka griber ind i denne neuronale kommunikationsproces ved at påvirke produktionen, frigivelsen, modtagelsen eller nedbrydningen af neurotransmittere.
- **Antidepressiva**: De fleste antidepressiva, såsom selektive serotonin-genoptagelseshæmmere (SSRI), virker ved at blokere genoptagelsen af serotonin og derved øge dets tilgængelighed i synapsen.
- **Antipsykotika**: Disse stoffer, der hovedsageligt bruges til behandling af skizofreni, virker ved at blokere dopaminreceptorer og derved reducere dets virkning. Nogle af den nye generation af antipsykotika

virker også på andre neurotransmittere som f.eks. serotonin.

- **Anxiolytika**: Benzodiazepiner øger f.eks. virkningen af GABA, en hæmmende neurotransmitter, hvilket giver en beroligende effekt.
- **Humørstabilisatorer**: Lægemidler som lithium, der bruges til behandling af bipolar lidelse, har en mere kompleks virkningsmekanisme, som kan involvere flere neurotransmittersystemer.

4. Bivirkninger og terapeutiske konsekvenser:

Da disse stoffer virker på neurotransmitter-systemer, kan de også forårsage bivirkninger. For eksempel kan lægemidler, der øger dopamin, forbedre humøret eller reducere psykotiske symptomer, men kan også forårsage ufrivillige bevægelser eller andre uønskede virkninger. Det er derfor afgørende at justere doserne og overvåge patienterne for at optimere de terapeutiske fordele og samtidig minimere bivirkningerne.

Forståelsen af samspillet mellem hjernen, neurotransmittere og psykofarmaka er afgørende for moderne psykiatri. Det gør det ikke kun muligt at udvikle mere effektive behandlinger, men også at forstå det biologiske grundlag for psykisk sygdom. Efterhånden som denne viden udvikles, kan vi se frem til endnu mere målrettede interventioner, der er skræddersyet til hver enkelt person, og som tager højde for nuancerne i hans eller hendes hjerne og biokemi.

Kapitel 3

LIDELSER STØRRE PSYKIATRISKE LIDELSER

Klassifikation af lidelser (DSM-V).

DSM-5, eller "Diagnostic and Statistical Manual of Mental Disorders, Fifth Edition", er et af de vigtigste referenceværktøjer for fagfolk inden for mental sundhed i USA og mange andre lande. Den giver en klassifikation af psykiske lidelser og definerer diagnostiske kriterier for hver af dem. Her er en forenklet oversigt over de vigtigste kategorier af lidelser, der er defineret i DSM-5:

- Neuroudviklingsforstyrrelser: Dette er tilstande, der opstår tidligt i udviklingen. De omfatter:
  - Autisme spektrum forstyrrelse
  - Hyperaktivitetsforstyrrelse med opmærksomhedsunderskud (ADHD)
  - Kommunikationsforstyrrelser
  - Specifikke indlæringsvanskeligheder
- Psykotiske lidelser: Disse er karakteriseret ved ændringer i tænkning, opfattelser og/eller adfærd.
  - Skizofreni
  - Schizoaffektiv sindslidelse
- Bipolare og relaterede lidelser:
  - Bipolar I- og II-lidelse
  - Cyklothymi
- Depressive lidelser:
  - Svær depressiv lidelse
  - Dysthymisk lidelse (eller vedvarende depressiv lidelse)
  - Depressive lidelser fremkaldt af stoffer/ medikamenter
- Angstlidelser:
  - Generaliseret angstlidelse
  - Panikangst
  - Specifikke fobier
  - Social angstlidelse
  - Separationsangst

- Stress og traumerelaterede   lidelser:
  - Posttraumatisk stresslidelse (PTSD)
  - Akut stresslidelse
  - Tilpasningsforstyrrelse
- Obsessive-compulsive disorder og relaterede lidelser:
  - Obsessiv-kompulsiv lidelse (OCD)
  - Lidelse med at hive i håret (trikotillomani)
  - Akkumuleringsforstyrrelse
- Somatoforme lidelser:
  - Smerteforstyrrelse
  - Somatisk lidelse knyttet til en funktionel form
- Spiseforstyrrelser:
  - Anoreksi nervosa
  - Nervøs bulimi
  - Tvangsspisning
- Forstyrrelser i udskillelsen:
- Enuresis
- Enkoprese
- Søvn- og vågenhedsforstyrrelser:
- Søvnløshed
- Narkolepsi
- Søvnapnø-syndrom
- Nedsat seksuel funktion:
- Erektil dysfunktion
- Forstyrrelse af kvindelig seksuel ophidselse
- Kønsidentitetsdysmorfi.
- Stofbrugsforstyrrelser og stofbetingede lidelser:
- Alkoholafhængighed
- Opioid-brugsforstyrrelse
- Neurokognitive forstyrrelser:
- Større neurokognitiv lidelse (såsom Alzheimers sygdom)
- Mild neurokognitiv forstyrrelse
- Personlighedsforstyrrelser:
- Borderline personlighedsforstyrrelse
- Antisocial personlighedsforstyrrelse
- Undvigende personlighedsforstyrrelse

- Andre psykiske lidelser.

Det skal bemærkes, at denne liste langt fra er udtømmende og ikke dækker alle de specifikke lidelser eller undertyper, der er anført i DSM-5. Manualen stræber efter at være et levende værktøj, der tilpasser sig i lyset af nye opdagelser og kliniske debatter.

Symptomer, diagnose og behandling af lidelser som skizofreni, bipolaritet, svær depression osv.

Lad os se på symptomer, diagnose og behandling af disse tre store psykiatriske lidelser: skizofreni, bipolar lidelse og svær depression.

1. Skizofreni
Symptomer:
- **Positive symptomer**: hallucinationer, vrangforestillinger, desorganiseret tænkning, ophidset eller bizar adfærd.
- **Negative symptomer**: apati, anhedoni (manglende evne til at føle glæde), reduceret følelsesmæssigt udtryk, vanskeligheder med at igangsætte og fastholde aktiviteter.

Diagnose:
Diagnosen er baseret på en klinisk vurdering, der omfatter anamnese, mentalundersøgelse og ofte billeddannelse af hjernen.

Behandling:
- **Antipsykotisk medicin**: kan hjælpe med at håndtere positive symptomer.
- **Kognitiv adfærdsterapi**: kan hjælpe med at håndtere symptomer.

- **Rehabiliteringsprogrammer**: for at hjælpe patienter med at udvikle sociale og faglige færdigheder.

2. Bipolar lidelse (bipolaritet)
Symptomer:
- **Manisk fase**: overdrevet selvværd, reduceret søvnbehov, overdreven snak, tankemylder, distraherbarhed, øget fokus på aktiviteter (ofte med et grandiost perspektiv).
- **Depressiv fase**: følelser af tristhed eller fortvivlelse, tab af interesse eller glæde ved de fleste aktiviteter, søvnforstyrrelser, træthed, følelser af værdiløshed eller overdreven skyldfølelse, koncentrationsbesvær, tanker om død eller selvmord.

Diagnose:
- Baseret på en klinisk vurdering, herunder en detaljeret medicinsk og psykiatrisk anamnese.

Behandling:
- Stemningsstabiliserende midler som f.eks. lithium.
- **Antipsykotika** til behandling af maniske episoder.
- **Antidepressiva** til behandling af depressive episoder.
- **Kognitiv adfærdsterapi,** der hjælper med at identificere og ændre negativ adfærd og tanker.

3. Svær depression
Symptomer:
- Følelser af tristhed eller fortvivlelse.
- Tab af interesse eller glæde ved aktiviteter.
- Ændringer i vægt eller appetit.
- Søvnforstyrrelser.
- Træthed eller tab af energi.
- Følelser af værdiløshed.
- Vanskeligheder med at koncentrere sig.
- Selvmordstanker eller -forsøg.

Diagnose:
- Det er nødvendigt med en grundig klinisk vurdering, hvor der lægges særlig vægt på den medicinske og psykiatriske historie.

Behandling:
- **Antidepressiva**: Der er flere klasser, såsom SSRI'er (selektive serotonin genoptagelseshæmmere).
- **Kognitiv adfærdsterapi,** der hjælper med at ændre negative tanker.
- **Elektrokonvulsiv terapi (ECT):** bruges i alvorlige tilfælde, hvor andre behandlinger har slået fejl.
- **Psykoterapi:** En række terapeutiske modaliteter kan være nyttige, afhængigt af patientens individuelle behov.

Det er afgørende at konsultere en psykiater for at få en præcis diagnose og en passende behandlingsplan. Disse resuméer er generelle oversigter og dækker ikke alle aspekter af hver lidelse.

Social indvirkning og familieproblemer.

Psykiatriske lidelser har ofte dybe konsekvenser, ikke kun for de personer, der lider af dem, men også for deres familier, venner og samfundet som helhed. At forstå disse konsekvenser kan være med til at øge bevidstheden og styrke støtten til patienter og deres familier.

1. Social indflydelse
- **Stigmatisering og diskrimination**: Mennesker med psykiske lidelser kan blive stigmatiseret og diskrimineret. Det kan begrænse deres adgang til beskæftigelse, bolig eller deltagelse i det sociale liv.
- **Isolation**: På grund af stigmatisering eller symptomer som social tilbagetrækning eller paranoia kan disse personer blive isoleret eller udstødt af samfundet.
- **Erhvervsmæssige problemer**: Lidelser kan påvirke en persons evne til at arbejde eller fastholde et job, hvilket kan føre til økonomisk ustabilitet.

- **Risikoadfærd**: Visse lidelser kan, især hvis de ikke behandles, øge risikoen for farlig eller selvdestruktiv adfærd, f.eks. overdreven brug af alkohol eller stoffer eller kriminel adfærd.
- **Adgang til pleje**: Stigmatisering og manglende bevidsthed kan hæmme adgangen til passende og rettidig pleje.

2. Familiens indflydelse
  - **Spændinger i forholdet**: Symptomer på en psykisk lidelse, såsom irritabilitet eller tilbagetrækning, kan forårsage spændinger eller konflikter i familien.
  - **Følelsesmæssig og fysisk belastning**: At tage sig af et familiemedlem med en psykisk lidelse kan være følelsesmæssigt og fysisk udmattende. Det kan føre til udbrændthed hos plejeren.
  - **Økonomiske vanskeligheder**: Mental sundhedspleje kan være dyrt. Hvis et familiemedlem ikke kan arbejde på grund af sin sygdom, kan det også have økonomiske konsekvenser for husstanden.
  - **Uddannelse og bevidsthed**: Familiemedlemmer har ofte brug for at uddanne sig selv om lidelsen, hvilket kan tage tid og ressourcer.
  - **Indvirkning på børn**: Hvis en forælder lider af en psykisk lidelse, kan det have indflydelse på deres forældrerolle og dermed på barnets følelsesmæssige og psykologiske velbefindende.
  - **Ændring af familieroller**: Roller og ansvar i familien kan ændre sig, f.eks. kan en teenager påtage sig voksenansvar for at udfylde tomrummet.

At anerkende og forstå disse påvirkninger er afgørende for at kunne yde effektiv støtte til mennesker med mentale helbredsproblemer og deres familier. Med passende pleje, øget bevidsthed og støtte fra lokalsamfundet kan mange negative påvirkninger mindskes eller forebygges.

Kapitel 4

PSYKIATRISKE VURDERINGSTEKNIKKER

Kliniske interviews.

Det kliniske interview i psykiatrien er en grundlæggende del af patientvurderingen og -behandlingen. Det udgør en ramme, hvor sundhedspersonalet vurderer, interagerer og skaber kontakt med patienten for at stille en diagnose, forstå patientens oplevelse og planlægge en passende behandling.

Hovedformål med det kliniske interview :
- Etablering af et terapeutisk forhold til patienten.
- Indsaml information om de tilstedeværende symptomer og deres udvikling, samt den psykiatriske, medicinske og sociale historie.
- Vurder patientens aktuelle funktionsniveau.
- Vurdere risici, især dem, der er forbundet med en mulig fare for en selv eller andre.
- Fastlæg en diagnose.
- Planlægge og diskutere behandlingsmuligheder.

Generel struktur for det kliniske interview :
- **Introduktion**: Klinikeren præsenterer sig selv, forklarer formålet med interviewet og etablerer et sikkert og fortroligt miljø.
- Sagsforløb :
  - **Identifikatorer** : Grundlæggende oplysninger som navn, alder, beskæftigelse osv.
  - **Årsag til konsultation**: Hovedårsager til besøget.
  - **Historie om aktuel sygdom**: detaljeret forløb af symptomer, varighed, sværhedsgrad, udløsende eller formildende faktorer.
  - **Psykiatrisk historie**: Tidligere episoder, indlæggelser, modtagne behandlinger osv.
  - **Medicinsk og kirurgisk historie**: sygdomme, medicin, allergier, operationer.
  - **Familiehistorie**: psykiatriske eller medicinske sygdomme i familien, familiedynamik.

40

- **Social historie**: uddannelse, arbejde, forhold, stofmisbrug, boligmiljø.
- **Mentalundersøgelse**: Struktureret vurdering af patientens aktuelle mentale tilstand. Dette omfatter udseende, holdning, humør, affekt, tankestrøm, tankeindhold (herunder vrangforestillinger, hallucinationer), opfattelse, dømmekraft, kognition og selvmords-/homicidale tanker.
- **Risikovurdering**: Vurdering af enhver overhængende fare for sig selv eller andre, behov for hospitalsindlæggelse eller andre akutte indgreb.
- **Sammenfatning og diagnose**: På baggrund af de indsamlede oplysninger formulerer klinikeren en foreløbig eller endelig diagnose.
- **Diskussion af behandlingsplanen**: Klinikeren og patienten diskuterer behandlingsmuligheder, forventninger, fordele og risici.
- **Konklusion**: Opsummering af hovedpunkterne, afklaring af eventuelle spørgsmål eller bekymringer, som patienten måtte have, og planlægning af de næste skridt.

Kliniske interviews er både en kunst og en videnskab. Evnen til at etablere et tillidsforhold, stille de rigtige spørgsmål, lytte aktivt og fortolke information er afgørende for et effektivt interview. Derudover er det vigtigt for klinikere at være opmærksomme på deres egne reaktioner og følelser under interviewet og at være i stand til at håndtere dem hensigtsmæssigt.

Vurderingsskalaer og tests.

Brugen af vurderingsskalaer og tests i psykiatrien er grundlæggende for at kvantificere, overvåge og sammenligne patienters symptomer. Disse standardiserede værktøjer giver et objektivt middel til at vurdere forskellige aspekter af mental sundhed, hvilket gør det muligt for klinikere at foretage mere nøjagtige vurderinger, overvåge symptomprogression over tid og måle respons på behandling. Her er nogle af de vurderingsskalaer og tests, der oftest bruges i psykiatrien:

1. Depressionsvurderingsskalaer :
   - **Hamilton Rating Scale for Depression (HAM-D)**: Bruges til at vurdere sværhedsgraden af depressive symptomer.
   - **Beck Depression Inventory (BDI)**: Selvadministreret spørgeskema, der vurderer tilstedeværelsen og sværhedsgraden af depressive symptomer.
2. Skalaer til vurdering af angst:
   - **Hamilton Anxiety Scale (HAM-A)**: Bruges til at vurdere sværhedsgraden af angstsymptomer.
   - **Beck Anxiety Scale (BAI)**: Selvadministreret spørgeskema, der måler sværhedsgraden af angstsymptomer.
3. Skalaer til vurdering af skizofreni:
   - **Positive and Negative Assessment of Schizophrenia Scale (PANSS)**: Vurderer de positive, negative og generelle symptomer på skizofreni.
   - **Brief Psychopathology Rating Scale (BPRS)**: Måler sværhedsgraden af symptomer ved forskellige psykiatriske sygdomme, herunder skizofreni.
4. Vurdering af mani :
   - **Young Mania Rating Scale (YMRS)**: Bruges til at måle sværhedsgraden af maniske symptomer.
5. Neuropsykologiske tests:
   - **Mini-Mental State Examination (MMSE)**: Vurderer hurtigt den overordnede kognitive funktion, bruges ofte til at vurdere demens.
   - **Stroop-test**: Vurderer eksekutive funktioner, især hæmning.
   - **Rey-Osterrieth complex figure test**: Vurderer visuel hukommelse og visuo-spatiale funktioner.

6. Vurdering af selvmordsrisiko:
- **Beck Hopelessness Scale (BHS)**: Bruges til at vurdere negative tanker og følelser om fremtiden.
- Beck Suicidal Ideation Scale (BIS): Vurderer sværhedsgraden af selvmordstanker.

7. Vurderingsskalaer for opmærksomhedsforstyrrelser:
- **Adult Self-Report Scale for ADHD (ASRS-v1.1)**: Spørgeskema designet til at vurdere symptomer på ADHD hos voksne.

8. Vurderinger af personlighedsforstyrrelser:
- **Minnesota Multiphasic Personality Inventory (MMPI)**: Bruges i vid udstrækning til at diagnosticere personlighedsforstyrrelser og andre psykiatriske tilstande.
- **Revised Millon Personality Inventory (MCMI-III)**: Vurderer personlighedsforstyrrelser og personlighedsstile.

Det er vigtigt at bemærke, at brugen af disse skalaer og tests skal udføres af uddannede fagfolk og som en del af en omfattende klinisk vurdering. Disse instrumenter giver værdifulde oplysninger, som, når de kombineres med en klinisk vurdering, kan hjælpe med at informere om diagnose og behandlingsplanlægning.

Adfærdsobservation.

Adfærdsobservation er en central søjle i psykiatrien og den kliniske psykologi. Det giver et direkte indblik i, hvordan en patient opfører sig i forskellige situationer, og det giver vigtig information, som måske ikke kan indfanges på andre måder, f.eks. ved interviews eller tests. Observation er især nyttig for patienter, der har svært ved at verbalisere deres følelser, eller som måske ikke er bevidste om noget af deres adfærd.

1. Grundlæggende principper for adfærdsobservation:
   - **Objektivitet:** Observatøren skal bestræbe sig på at være neutral og objektiv og undgå at fortolke eller bedømme adfærd ud fra sine egne overbevisninger eller følelser.
   - **Konsistens:** Observationen skal være systematisk og konsekvent. Hvis der er flere observatører involveret, er det afgørende, at de alle er trænet på samme måde.
   - **Kontekst:** Det er vigtigt at tage højde for den kontekst, som adfærden finder sted i. For eksempel kan en patient opføre sig anderledes i et overfyldt venteværelse end i mere intime omgivelser.

2. Nøgleområder for observation i psykiatrien:
   - **Fysisk fremtoning:** Påklædning, renlighed, kropsholdning, ansigtsudtryk og ethvert andet bemærkelsesværdigt aspekt af patientens fremtoning.
   - **Motorisk adfærd: Herunder** agitation, apati, tics, rysten eller andre usædvanlige bevægelser.
   - **Social interaktion:** hvordan patienten interagerer med andre, om de undgår øjenkontakt, er distancerede eller alt for påtrængende.
   - **Følelsesmæssig reaktivitet:** Hvordan patienten reagerer på stimuli, om de virker følelsesmæssigt flade eller har overdrevne reaktioner.
   - **Verbaliseringer:** Ikke kun hvad patienten siger, men også hvordan de siger det: tonefald, volumen, talehastighed.
   - **Specifikke symptomer:** Som hallucinationer - en patient kan synes at lytte til eller reagere på stemmer, som ingen andre hører.

3. Anvendelse af adfærdsobservation:
   - **Vurdering:** Observation kan hjælpe med at etablere en diagnose eller bestemme sværhedsgraden af en lidelse.

- **Behandlingsplanlægning:** Afhængigt af den observerede adfærd kan der anbefales specifikke interventioner.
- **Overvågning af behandling:** At observere, hvordan en adfærd ændrer sig (eller ikke ændrer sig) over tid, kan hjælpe med at afgøre, om en behandling er effektiv.

4. Udfordringer og overvejelser:

- **Observatørbias:** Observatører kan fortolke adfærd ud fra deres egne erfaringer og overbevisninger. Tilstrækkelig træning og regelmæssig kontrol kan være med til at minimere denne bias.
- **Reaktivitet:** Patienter kan ændre deres adfærd, fordi de ved, at de bliver observeret. Dette er kendt som observatøreffekten.
- **Etiske overvejelser: Det er** afgørende, at patienterne er informerede og giver deres samtykke til at blive observeret, og at deres privatliv respekteres.

Adfærdsobservation er et værdifuldt redskab inden for psykiatrien. Det giver et realtidsoverblik over en patients adfærd og supplerer de oplysninger, der indsamles på andre måder.

Kapitel 5

DET TERAPEUTISKE FORHOLD

Effektiv kommunikation med patienten.

Kommunikation med psykiatriske patienter er ikke bare en udveksling af information, men en delikat kunst, der kræver lytning, empati og respekt. På dette område er den måde, vi kommunikerer på, ofte lige så vigtig som det, vi siger. Aktiv lytning er hjørnestenen i denne kommunikation: Det indebærer at være fuldt til stede, fokusere al sin opmærksomhed på patienten og omformulere det, de siger, for at sikre, at du har forstået dem korrekt, samtidig med at du validerer deres følelser og bekymringer.

Åbne spørgsmål er også vigtige. Det opmuntrer patienterne til at tale frit om deres oplevelser og følelser og skaber et rum, hvor de føler sig hørt og forstået. Dette er så meget desto vigtigere i psykiatrien, hvor patienter kan føle sig sårbare eller tilbageholdende med at dele deres mest intime tanker.

Men ord er kun en del af ligningen. Kropssproget spiller en lige så afgørende rolle. Passende øjenkontakt, en åben, afslappet kropsholdning og velplacerede fagter kan formidle dyb opmærksomhed og ægte interesse. Omvendt kan en lukket kropsholdning eller mangel på øjenkontakt få patienten til at føle sig overset eller misforstået.

Selvfølgelig er det nogle gange nødvendigt at forklare sig, især i komplekse situationer, hvor det er afgørende at undgå misforståelser. Men det er vigtigt at gribe disse øjeblikke an med følsomhed, undgå medicinsk jargon og foretrække et klart og enkelt sprog.

Empati og medfølelse, to grundlæggende kvaliteter for enhver sundhedsprofessionel, får en særlig dimension i psykiatrien. Patienterne har brug for at føle, at de ikke bare bliver lyttet til, men også forstået, og at deres bekymringer bliver delt. Når det er sagt, er ærlighed og gennemsigtighed lige så afgørende, især når det drejer sig om følsomme emner som diagnose, behandling og fremtidsudsigter.

Endelig skal man ud over at være empatisk også være omhyggelig med at respektere visse professionelle grænser for at sikre et sundt og konstruktivt forhold. Vi må ikke glemme, at det at give konstruktiv feedback og styre vores egne følelser under disse udvekslinger også er vigtige færdigheder. Når alt kommer til alt, er effektiv kommunikation en hårfin balance mellem at give og modtage, forstå og blive forstået, alt sammen med det formål at yde den bedst mulige pleje.

Vigtigheden af at lytte og vise empati.

Lytning og empati er meget mere end simple kommunikationsevner, især inden for det medicinske område og mere specifikt inden for psykiatrien. De er kernen i det terapeutiske forhold og forankrer sundhedspersonalet i en position, hvor de ikke bare er observatører, men også velvillige partnere i patientens terapeutiske rejse.

At lytte, i sin mest autentiske form, indebærer fuld og udelt opmærksomhed. Det kræver, at man lægger sine egne fordomme, forudfattede meninger og forberedte svar til side for virkelig at høre, hvad patienten udtrykker. Denne lytning går ud over ordene. Den opfanger tonefald, rytme, stilhed og endda det, der ikke bliver sagt. I en verden, hvor så mange mennesker føler sig misforstået eller ignoreret, kan det at blive lyttet til have en enorm terapeutisk effekt.

Empati er på den anden side evnen til at sætte sig i en anden persons sted, at føle, hvad de føler. Det er ikke simpel sympati, som er medfølelse for andres lidelser.

Empati indebærer en dyb forståelse af den anden persons følelser, tanker og oplevelser. I psykiatrien gør denne evne den professionelle i stand til at forstå patientens indre lidelse, selv når den er svær at verbalisere.

Betydningen af disse to elementer er mangfoldig. **For det første** skaber de et sikkert rum, hvor patienterne kan føle sig frie til at udtrykke deres tanker, følelser og bekymringer uden frygt for at blive dømt. Denne følelse af tryghed kan være grundlæggende for helingsprocessen.

For det andet skaber lytning og empati tillid. En patient, der føler sig lyttet til og forstået, er mere tilbøjelig til at samarbejde om behandlingen, følge lægens anbefalinger og give udtryk for eventuelle bekymringer eller usikkerheder.

For det tredje giver de et mere komplet billede af patienten. Ved at lytte opmærksomt og vise empati kan sundhedspersonalet identificere nøgleelementer i patientens historie eller erfaring, som kan påvirke diagnosen eller behandlingsplanen.

Endelig humaniserer lytning og empati medicinen. I et felt, hvor teknologi og protokoller nogle gange kan overskygge individet, bringer disse færdigheder fokus tilbage på personen bag patienten og minder os om, at hvert individ er unikt med sine egne erfaringer, håb og frygt.

I det hele taget er lytning og empati ikke blot værktøjer blandt andre, men snarere selve essensen af medicinsk praksis, der styrker den terapeutiske relation og letter den holistiske helbredelse af den enkelte.

Udfordringer i forholdet
patient-sygeplejerske i psykiatrien.

Forholdet mellem patient og sygeplejerske i psykiatrien er en vigtig terapeutisk alliance, men den er ofte fyldt med udfordringer. At navigere i de til tider turbulente farvande inden for mental sundhed kræver følsomhed, tålmodighed og modstandsdygtighed. Lad os tage et kig på nogle af de største udfordringer i dette særlige forhold.

1. Stigmatisering af psykisk sygdom: Selv i det medicinske miljø kan fordomme, der er forbundet med psykiatri, fortsætte. Disse holdninger kan, bevidst eller ubevidst, påvirke den måde, sygeplejersker opfatter og interagerer med patienter på, og omvendt.

2. Overførsel og modoverføring: Disse psykologiske fænomener kan sløre det terapeutiske forhold. Patienten kan f.eks. overføre følelser til sygeplejersken, som han eller hun har over for en anden person i sit liv. Omvendt kan sygeplejersken føle irrationelle følelser over for patienten baseret på hans eller hendes egne tidligere erfaringer.

3. Kompleks kommunikation: Visse psykiske lidelser kan forringe en patients evne til at kommunikere klart, hvad enten det skyldes mistillid, hallucinationer, desorganiseret tænkning eller sværhedsgraden af en depression.

4. Uforudsigelig adfærd: Sygeplejersker kan blive konfronteret med situationer, hvor patienten bliver aggressiv, selvdestruktiv eller uforudsigelig på grund af sin mentale tilstand.

5. Modstand mod behandling: Nogle patienter kan afvise medicin eller andre indgreb, enten fordi de ikke anerkender deres sygdom eller på grund af ubehagelige bivirkninger.

6. Følelsesmæssig udmattelse: At konfrontere psykisk lidelse på daglig basis kan være følelsesmæssigt drænende for sygeplejersker. Compassion fatigue, en særlig form for udmattelse, kan sætte ind.

7. At sætte grænser: At etablere og opretholde professionelle grænser og samtidig være empatisk er afgørende og kan være en delikat balancegang.

8. Etiske beslutninger: Psykiatriske sygeplejersker står nogle gange over for etiske dilemmaer, såsom respekt for patientens autonomi versus behovet for at gribe ind for patientens eller andres sikkerheds skyld.

9. Tværfagligt samarbejde: At arbejde som en del af et team med andre fagfolk (psykiatere, psykologer, socialarbejdere) kan nogle gange føre til uenighed om behandlingen eller retningen for behandlingen.

10. Tilknytning og løsrivelse: Det er vigtigt at skabe et solidt terapeutisk bånd uden at blive for knyttet. For meget afstand kan gøre forholdet koldt, men overdreven følelsesmæssig investering kan underminere sygeplejerskens objektivitet.

Samtidig med at man anerkender disse udfordringer, er det afgørende at understrege, at forholdet mellem patient og sygeplejerske i psykiatrien også giver enorme belønninger. Øjeblikke med gennembrud, udvikling af tillid og fremskridt mod bedring kan være dybt givende for sygeplejersken og livsændrende for patienten. Passende uddannelse, løbende støtte og selvrefleksion er afgørende for at kunne navigere i dette komplekse og givende forhold.

Kapitel 6

TEKNIKKER OG
BEHANDLINGSMETODER

Individuel terapi og gruppeterapi.

Både individuelle terapier og gruppeterapier er en grundpille i psykiatrisk behandling. De har hver især specifikke fordele og opfylder forskellige behov, men de kan også supplere hinanden. Lad os se nærmere på disse to terapiformer, deres karakteristika, fordele og anvendelsesmuligheder.

Individuelle terapier :
1. Funktioner :
- En-til-en-interaktion mellem patient og terapeut.
- Et privat miljø, der fremmer et tillidsforhold.
- Skræddersyet til at opfylde patientens specifikke behov.

2. Fordele :
- Intenst fokus på patientens personlige problemer.
- Giver dig mulighed for at behandle dybt private eller følsomme emner.
- Fleksibilitet i de anvendte terapeutiske teknikker og tempoet i sessionerne.

3. Almindelige anvendelser :
- Kognitiv adfærdsterapi (CBT) til behandling af depression, angst, OCD osv.
- Psykodynamisk terapi, der udforsker ubevidste konflikter og relationsmønstre.
- Mindfulness-baserede terapier til stress- og angsthåndtering.

Gruppeterapier :
1. Funktioner :
- Flere deltagere deler deres erfaringer under vejledning af en eller flere terapeuter.
- Sessionerne finder sted i et struktureret miljø.
- Gruppen tilbyder et integreret støttesystem.

2. Fordele :
- Patienter kan føle sig mindre isolerede ved at høre om andres erfaringer.
- Mulighed for at lære sociale færdigheder og modtage feedback fra jævnaldrende.
- Gruppen tilbyder en mangfoldighed af perspektiver og potentielle løsninger på et problem.

3. Almindelige anvendelser :
- Støttegrupper for specifikke problemer som afhængighed, bipolar lidelse eller spiseforstyrrelser.
- Samtaleterapi, hvor deltagerne deler deres erfaringer og hjælper hinanden.
- Færdighedsbaserede grupper, såsom social færdighedstræning eller stresshåndteringsgrupper.

Valget mellem individuel terapi eller gruppeterapi afhænger af patientens specifikke behov, karakteren af hans eller hendes problemer og personlige præferencer. I mange tilfælde kan en kombination af de to være mest gavnlig, hvor individuel terapi dykker dybere ned i personlige problemer, mens gruppeterapi tilbyder støtte fra fællesskabet og en række forskellige perspektiver.

Det er vigtigt, at terapeuten eller sygeplejersken vurderer patienten korrekt og guider dem til den behandlingsform, der passer bedst til deres tilstand og behov. Hver behandlingsform har med sine unikke egenskaber og fordele potentiale til at forandre patientens liv og hjælpe ham eller hende med at opnå velvære og helbredelse.

Medicinsk behandling.

Medicinsk behandling i psykiatrien er et stort og komplekst område, der spiller en central rolle i behandlingen af mange psykiske lidelser. Psykofarmaka har revolutioneret behandlingen af psykiatriske tilstande og gjort det muligt for mange patienter at leve et mere normalt og funktionelt liv. Her er en flydende oversigt over medicinsk behandling i psykiatrien.

På hospitalernes gange og i psykiaternes praksisser bliver medicinsk behandling ofte omtalt som et fyrtårn af håb for dem, der kæmper med psykisk uro. Siden opdagelsen af de første antipsykotiske lægemidler i 1950'erne er det psykiatriske landskab blevet ændret markant. Lægemidlerne er blevet uvurderlige allierede, der har givet millioner af mennesker verden over håb og uafhængighed tilbage.

1. Klasser af lægemidler :
- **Antidepressiva:** De bruges til at behandle depression og virker ved at balancere neurotransmitterne i hjernen. SSRI'er (selektive serotonin-genoptagelseshæmmere) som Prozac bruges ofte.
- **Antipsykotika:** Disse lægemidler ordineres til behandling af symptomer på skizofreni og andre psykotiske lidelser. De kan være af første generation, som f.eks. haloperidol, eller af den nye generation, som f.eks. olanzapin.
- **Humørstabilisatorer:** De ordineres hovedsageligt til bipolar lidelse og regulerer humørsvingninger. Lithium er en velkendt stemningsstabilisator.
- **Anxiolytika:** Benzodiazepiner bruges til at behandle angst- og paniklidelser. De skal dog bruges med forsigtighed på grund af deres vanedannende potentiale.
- **Stimulerende midler:** Disse ordineres hovedsageligt til behandling af ADHD (attention deficit hyperactivity disorder). Ritalin er et eksempel.

2. Den terapeutiske beslutning: Beslutningen om at ordinere et lægemiddel skal være omhyggelig. Den er baseret på en grundig klinisk vurdering, en forståelse af patientens sygehistorie og de potentielle fordele ved behandlingen i forhold til risiciene.

3. Bivirkninger: Al medicin har bivirkninger, nogle mindre, andre mere alvorlige. Regelmæssig overvågning er afgørende for at sikre, at patienten tolererer behandlingen godt, og at fordelene opvejer risiciene.

4. Terapeutisk adhærens: En af de største udfordringer er at sikre, at patienterne tager deres medicin regelmæssigt. Glemsomhed, bekymringer om bivirkninger eller manglende forståelse af behandlingen kan føre til manglende overholdelse.

5. Sundhedsteamets rolle : Sygeplejersker spiller en vigtig rolle i at informere patienterne om deres medicin, overvåge bivirkninger og tilskynde til overholdelse af reglerne. Deres rolle er lige så afgørende som den, der ordinerer medicinen.

6. Kombineret behandling: I mange tilfælde er en kombineret tilgang, der kombinerer medicin og psykoterapi, den mest effektive. Den terapeutiske alliance, forstærket af medicin og følelsesmæssig støtte, kan give de bedste resultater.

Fremskridtene inden for medicinsk behandling i psykiatrien fortsætter med at vokse og giver nye muligheder og håb. Men det er vigtigt at forstå, at medicin kun er ét redskab i den store terapeutiske værktøjskasse, der er til rådighed til behandling af psykiske lidelser. En holistisk tilgang, der tager hensyn til patientens fysiske, følelsesmæssige, sociale og mentale velbefindende, er nøglen til en vellykket behandling.

Alternative behandlingsformer og komplementære (kunstterapi, musikterapi).

Alternative og komplementære behandlingsformer spiller en stadig vigtigere rolle inden for mental sundhed. Disse tilgange erstatter langt fra konventionelle behandlinger, men er beregnet til at supplere dem og tilbyde en ekstra dimension til patientplejen. Lad os se på, hvordan disse terapier gennem kreativitet og udtryk kan spille en livreddende rolle i helbredelsesprocessen.

I psykiatriens store verden er hvert individ en verden for sig selv, med sine egne udtryksformer, forhindringer og ressourcer. Mens medicin og traditionelle terapier er grundpillerne i behandlingen, har andre, mindre konventionelle, men lige så effektive tilgange fundet vej ind i feltet: alternative og komplementære terapier.

Kunstterapi :
Kunst, i alle dens mange facetter, er et vindue til sjælen.
1. Den kreative proces: I kunstterapi er den skabende handling central. Maleri, tegning, skulptur: hver bevægelse, hvert valg af farve eller form bliver en forlængelse af følelsen, af følelsen.
2. Fordele: Det giver plads til at udtrykke sig frit, hvor ord måske ikke slår til. Traumer, frygt og håb bliver omsat til kunstværker, der øger bevidstheden og eksternaliserer problemer.
3. Anvendelsesområder: Kunstterapi har vist sig at være effektiv i en lang række situationer, herunder autismespektrumforstyrrelser, traumer, depression og demens.

Musikterapi :
Musik, den universelle kunst, giver genlyd i os alle og vækker følelser og minder.

1. At lytte og skabe: I musikterapi kan det at lytte til musik fremkalde følelsesmæssige reaktioner, ligesom det at skabe melodier eller rytmer.

2. Fordele: Det fremmer afslapning, reducerer angst, forbedrer selvværd og styrker sociale færdigheder. Det kan også stimulere hukommelsen hos mennesker med neurodegenerative lidelser.

3. Anvendelsesområder : Musikterapi bruges til en række forskellige tilstande, fra skizofreni og depression til neurologiske lidelser og pædiatriske tilstande.

Alternative og komplementære terapier er ikke beregnet til at erstatte traditionelle indgreb, men snarere til at berige den terapeutiske vej. I disse trygge rum inviteres patienterne til at genskabe kontakten med sig selv og udforske nye måder at udtrykke deres smerte, håb og ønsker på. Kunst og musik tilbyder på deres universelle sprog broer til helbredelse og minder os om, at velvære er en symfoni af mange instrumenter.

Kapitel 7

KRISESTYRING

Anerkendelse advarselstegn.

Det er vigtigt at genkende advarselstegn i psykiatrien. Disse advarselstegn, der ofte er subtile manifestationer af underliggende forandringer, kan være optakten til en krise eller en forværring af en eksisterende psykisk lidelse. Tidlig opdagelse muliggør ikke kun hurtig indgriben, men også bedre håndtering af situationen og endda forebyggelse af mere alvorlige kriser.

Forestil dig, at du går gennem en storslået have. Alt virker roligt og fredfyldt, og pludselig dukker der en skygge op, som varsler en mulig storm. På samme måde kan visse diskrete tegn i menneskesindets komplekse have varsle indre storme.

1. Humørsvingninger :
Selv før de kliniske symptomer bliver tydelige, kan man bemærke usædvanlige humørsvingninger. En normalt rolig patient kan blive irritabel, eller omvendt kan en normalt munter person synke ned i en vedvarende dysterhed.

2. Adfærdsmæssige ændringer :
Ændringer i daglige vaner, såsom søvn, appetit eller personlig hygiejne, er ofte advarselstegn. Social isolation, reduceret interaktion eller undgåelse af situationer, man tidligere har nydt, kan også være afslørende.

3. Ændret tale :
Vanskeligheder med at følge med i en samtale, uorganiseret tænkning eller hurtig, usammenhængende tale kan være tegn på et underliggende problem.

4. Somatiske symptomer :
Uforklarlige fysiske klager, såsom hyppig hovedpine, mavesmerter eller vedvarende træthed, kan nogle gange afspejle en psykiatrisk lidelse.

5. Øget følsomhed :
Overdreven reaktivitet over for stimuli, hvad enten de er auditive, visuelle eller følelsesmæssige, kan også være et advarselstegn.

6. Perceptuelle forstyrrelser :
Auditive eller visuelle hallucinationer, uanset hvor små de er, eller en følelse af manglende forbindelse til virkeligheden, som i dissociative tilstande, bør tages alvorligt.

7. Negative tanker :
Vedvarende mørke tanker, tvangstanker, dødstanker eller irrationelle bekymringer kan varsle en krise.

At genkende advarselstegn betyder ikke nødvendigvis, at en krise er nært forestående, men det understreger vigtigheden af øget årvågenhed. Både for sundhedspersonalet og de pårørende er det vigtigt at lytte, observere og kommunikere. Ved at forudse og genkende disse tegn kan vi skabe et sikkert miljø for patienten, lette adgangen til passende pleje og ofte forhindre udviklingen af mere kritiske situationer. I den delikate ballet om mental sundhed er forebyggelse en dans, hvor hvert skridt tæller.

Interventionsteknikker i tilfælde af aggression eller selvmordsforsøg eller selvaggression.

Når man står over for nødsituationer i psykiatrien, såsom aggression, selvmordsforsøg eller selvaggression, skal de professionelles reaktion være hurtig, passende og baseret på gennemprøvede interventionsprincipper. Disse situationer kræver specifikke færdigheder, passende træning og skarp klinisk dømmekraft for at sikre patientens og plejeteamets sikkerhed.

At navigere i psykiatriske krisers stormfulde farvande kræver selvkontrol, en kontrolleret fornemmelse af, at det haster, og gode interpersonelle færdigheder.

1. Vurdering af situationen :
Før ethvert indgreb er det vigtigt hurtigt at vurdere situationens alvor og fareniveauet for patienten, personalet og andre patienter.

2. Verbal kommunikation :
En rolig, beroligende stemme, et klart sprog og aktiv lytning kan afhjælpe mange anspændte situationer. At have øjenkontakt, tale fra en sikker afstand og bruge omformuleringsteknikker kan hjælpe med at skabe en forbindelse til patienten.

3. Sikkerhedszone :
Det er vigtigt at sikre, at det umiddelbare miljø er sikkert. Det kan betyde, at man skal fjerne potentielt farlige genstande eller placere patienten i et sikkert rum.

4. Deeskaleringsteknikker :
Disse teknikker omfatter empatisk lytning, bekræftelse, afklaring, at tilbyde valgmuligheder, hvor det er muligt, og at sætte klare og konsekvente grænser.

5. Fysisk indgriben :
Hvis patienten udgør en umiddelbar trussel mod sig selv eller andre, og verbale teknikker ikke har virket, kan det være nødvendigt at gribe fysisk ind. Dette skal altid udføres af uddannet personale, der bruger ikke-voldelige teknikker og så lidt magt som muligt.

6. Administration af lægemidler :
I visse situationer kan der gives medicin for at berolige patienten. Dette skal altid ske i overensstemmelse med etablerede medicinske protokoller og under klinisk overvågning.

7. Evaluering efter interventionen :
Når krisen er overstået, er det vigtigt med en fuldstændig vurdering af patienten for at fastslå de udløsende faktorer, vurdere fremtidige risici og justere behandlingsplanen.

8. Teamstøtte :

Krisesituationer kan være traumatiske for personalet. Det er derfor vigtigt at skabe et rum for debriefing, supervision og støtte til de involverede teammedlemmer.

At håndtere en krise i psykiatrien kræver en sammensmeltning af kliniske færdigheder, menneskelig empati og professionel dømmekraft. Det er en hårfin balance mellem at reagere på øjeblikkets presserende situation og bevare patientens værdighed og rettigheder. I disse anspændte øjeblikke er det ultimative mål altid patientens sikkerhed og velbefindende samt forebyggelse af fremtidige kriser.

Vigtigheden af deeskalering og tilbageholdenhed.

Deeskalering og fastholdelse er to vigtige metoder til at håndtere nødsituationer i psykiatrien, især når en patient udgør en risiko for sig selv eller andre. At forstå deres betydning hjælper os til bedre at forstå den globale og etiske tilgang til behandling af patienter i krisesituationer.

Den psykiatriske verden kan nogle gange virke som et turbulent hav med bølger af følelser, tankestrømme og storme af adfærd. I dette miljø spiller deeskalering og fastholdelse en afgørende rolle for at genskabe roen og sikre sikkerheden.

1. Deeskalering: Ordenes magt
   • **Reducere faren:** Når en patient bliver ophidset, har verbal deeskalering til formål at forhindre en optrapning af aggressionen og undgå behovet for fysisk indgriben.
   • **Bevar værdigheden:** Deeskalering betyder, at man behandler patienter med respekt og værdighed og

anerkender deres følelsesmæssige oplevelse, samtidig med at man forsøger at berolige dem.

- **Menneskelig forbindelse:** Gennem kommunikation forsøger vi at etablere en empatisk forbindelse med patienten ved at forstå deres behov og berolige dem med hensyn til behandlingen.

2. Tilbageholdenhed: En ekstrem foranstaltning

- **Sidste udvej:** Fysisk eller kemisk fastholdelse er en hård indgriben, der kun bør bruges som sidste udvej, når alle andre metoder har slået fejl, og patienten udgør en overhængende fare.
- **Begrænset varighed:** Fastholdelsen skal være så kort som muligt, og målet er altid at vende tilbage til en tilstand, hvor patienten kan håndteres uden fysiske eller kemiske begrænsninger.
- **Beskyttelse:** Det primære formål er at beskytte patienterne mod sig selv, sundhedspersonalet og andre patienter.

3. Sammenkoblingen af de to metoder :
Det er vigtigt at forstå, at disse to metoder ikke udelukker hinanden. Deeskalering kan bruges i kombination med mere restriktive metoder. Selv når en patient er fastspændt, bør man f.eks. fortsætte den verbale deeskalering for at reducere patientens angst og berolige ham eller hende.

Deeskalering og fastholdelse er ikke blot tekniske værktøjer, men en del af en etisk og human tilgang. De er en påmindelse om, hvor vigtigt det er at møde patienter i krise med medfølelse, respekt og professionalisme. Det ultimative mål er altid at garantere sikkerhed og samtidig bevare patientens værdighed. På den turbulente rejse, som psykiatrisk recovery er, fungerer disse metoder som fyrtårne, der guider både patient og plejepersonale mod roligere vande.

KAPITEL 8

ETIK OG PROFESSIONEL ADFÆRD I PSYKIATRIEN

Patienters rettigheder.

Patientrettigheder i psykiatrien er en central søjle i moderne medicinsk praksis. På trods af den til tider komplekse karakter af psykiatrisk behandling er det afgørende, at alle patienter behandles med værdighed, respekt og inden for rammerne af en klart defineret etisk proces.

I hjertet af psykiatriens komplekse labyrint er det lyset fra respekt og værdighed, der styrer enhver beslutning, der træffes. Patientrettigheder er det lys, der sikrer, at hvert individ, på trods af de udfordringer, de måtte stå over for, behandles med den menneskelighed og respekt, de fortjener.

1. Ret til information :
Alle patienter har ret til at forstå deres sygdoms karakter, de foreslåede behandlinger og de mulige alternativer. Denne information skal gives på en klar, tilgængelig måde og på et sprog, som patienten kan forstå.

2. Ret til informeret samtykke :
Før ethvert medicinsk indgreb skal patienter give deres samtykke efter at være blevet informeret om risici, fordele og alternativer ved behandlingen.

3. Ret til fortrolighed :
Patienternes medicinske oplysninger er fortrolige. De kan kun deles med patientens samtykke, eller hvis loven kræver det for at beskytte den enkelte eller andre.

4. Ret til respekt for værdighed og ikke-diskrimination:
Uanset race, religion, køn, seksuel orientering eller socioøkonomisk status skal alle patienter behandles med lighed og respekt.

5. Ret til passende behandling :
Alle patienter har ret til at modtage behandling af høj kvalitet, baseret på den nyeste medicinske viden og skræddersyet til deres individuelle behov.

6. Ret til frihed og sikkerhed :
Begrænsninger af friheden, såsom fastholdelse eller tvangsindlæggelse, bør kun bruges som en sidste udvej og i så kort tid som muligt.

7. Ret til at nægte behandling :
Medmindre der er en umiddelbar risiko for patientens eller andres liv, har enhver patient ret til at nægte behandling, selv hvis den er anbefalet af en sundhedsperson.

8. Ret til at indgive en klage :
Hvis en patient føler, at hans rettigheder er blevet krænket, eller at han ikke har fået den rette behandling, har han ret til at klage til de relevante myndigheder.

9. Ret til regelmæssig gennemgang af behandlingen:
Især i tilfælde af langvarig behandling eller hospitalsindlæggelse er det afgørende, at man regelmæssigt vurderer, om behandlingen er hensigtsmæssig og effektiv.

I psykiatriens verden, hvor grænserne mellem mental sundhed og sygdom ofte kan virke slørede, fungerer patientrettighederne som en ufejlbarlig guide. De minder sundhedspersonalet om deres pligt over for det enkelte individ og sikrer, at den medicinske praksis er etisk, respektfuld og patientcentreret. Rejsen mod recovery er et partnerskab mellem patient og plejer, hvor tillid, respekt og værdighed er hjørnestenene.

Fortrolighed og tavshedspligt.

Fortrolighed og tavshedspligt er en grundlæggende søjle i det terapeutiske forhold inden for medicin, og i særdeleshed inden for psykiatrien. Disse principper garanterer følelsesmæssig tryghed og gør det muligt for patienter at betro sig frit i visheden om, at deres oplysninger ikke vil blive videregivet.

I lægekonsultationernes hellige rum afslører patienterne deres frygt, håb, smerter og drømme. Det tavse løfte, der hænger i luften, er tavshedspligten: en garanti for, at det, der siges inden for disse mure, forbliver inden for disse mure.

1. Vigtigheden af fortrolighed :

Fortrolighed er det fundament, som tillid mellem patient og behandler bygger på. Det giver patienterne mulighed for at dele deres bekymringer åbent uden frygt for at blive dømt eller afsløret. I en psykiatrisk kontekst, hvor introspektion og sårbarhed ofte er nødvendig for behandlingen, er fortrolighed afgørende.

2. Grænserne for professionel tavshedspligt :

Tavshedspligt rækker langt ud over blot ikke at dele information. Det er en etisk og juridisk pligt, der forhindrer sundhedspersonale i at videregive oplysninger om en patient uden dennes udtrykkelige samtykke.

3. Undtagelser fra reglen :

Selvom fortrolighed er altafgørende, er den ikke absolut. Der er undtagelser, især når patienten udgør en overhængende fare for sig selv eller andre, eller når loven udtrykkeligt kræver offentliggørelse af oplysninger (som i tilfælde af visse smitsomme sygdomme).

4. Teknologiske spørgsmål og fortrolighed :

Med fremkomsten af digital teknologi og den stigende brug af elektroniske patientjournaler bliver spørgsmålet om sikkerhed og fortrolighed af patientdata stadig vigtigere. At beskytte data mod hacking eller lækage er blevet en stor udfordring.

5. Patientens rolle i fortrolighed :

Det er vigtigt, at patienterne forstår deres rettigheder med hensyn til fortrolighed. Det omfatter retten til at vide, hvem der har adgang til deres oplysninger, hvordan de bruges og opbevares, og hvordan de kan deles.

Fortrolighed og tavshedspligt er mere end bare regler eller retningslinjer; de afspejler den dybe respekt og omsorgspligt, som sundhedspersonale har over for deres patienter. I psykiatriens komplekse teater, hvor følelser, minder og traumer ofte blotlægges, er dette løfte om diskretion med til at etablere et solidt terapeutisk forhold baseret på gensidig tillid og respekt.

Etiske dilemmaer specifikt for psykiatrien.

Etiske dilemmaer i psykiatrien er dybt forankret i spændingen mellem sundhedspersonalets pligt til at yde omsorg og respekten for patientens autonomi. Inden for dette særlige medicinske område, hvor sindet og identiteten er direkte involveret, får disse spørgsmål ekstra betydning.

Psykiatriens verden er et sted fuld af paradokser. Det er et sted, hvor uhåndgribelig smerte manifesterer sig synligt, og hvor kampen for mental klarhed ofte kan sløre etiske linjer. Lad os se på nogle af disse etiske dilemmaer, som er specifikke for psykiatrien:

1. Ufrivillig indlæggelse :
Hvornår, og i hvilket omfang, er det etisk forsvarligt at tvangsindlægge en patient? Hvis en patient opfattes som værende til fare for sig selv eller andre, kan indlæggelse være berettiget. Men at afgøre, hvad der udgør en "fare", er subjektivt og kan være kontroversielt.

2. Tvangsbehandling :
Indgivelse af medicin eller behandlinger til patienter mod deres vilje er genstand for intens debat. Selvom det kan være i patientens bedste interesse, rejser det spørgsmålet om individuel autonomi kontra **overordnet** velvære.

71

3. Kapacitet til at træffe beslutninger:

Hvordan kan vi vurdere, om en patient er i stand til at træffe informerede beslutninger om sin behandling? Og hvis ikke, hvem skal så træffe disse beslutninger for dem?

4. Fortrolighed versus beskyttelse :

Hvis en patient fortæller, at han har til hensigt at skade sig selv eller andre, står sundhedspersonalet over for et dilemma: at respektere fortroligheden eller gribe ind for at beskytte patienten eller en tredjepart.

5. Dualistiske relationer :

Terapeuten og patienten kan have flere relationer (f.eks. kan terapeuten også være en ven eller kollega). Hvordan kan disse relationer håndteres uden at gå på kompromis med behandlingens integritet?

6. Brug af fastholdelsesanordninger :

Brugen af fysiske metoder til at kontrollere ophidsede patienter er kontroversiel. Selvom de nogle gange er nødvendige for sikkerheden, kan de opfattes som inhumane eller traumatiske.

7. Behandling af forstyrrelser i kønsidentitetsspektret :

Behandlingen af personer, der lider af kønsdysfori, især mindreårige, er genstand for etisk debat. Hvordan balancerer vi respekten for patientens identitet med medicinske og psykologiske hensyn?

At navigere i psykiatriens til tider oprørte vande kræver et solidt etisk kompas. Etiske dilemmaer minder sundhedspersonalet om, at de konstant skal balancere pligten til at yde omsorg med respekt for patientens værdighed og autonomi. I denne delikate dans ligger nøglen i kommunikation, refleksion og engagement i det enkelte menneskes velbefindende.

Kapitel 9

ARBEJDET I ET TVÆRFAGLIGT TEAM

Rolle og funktioner
af forskellige fagfolk.

Den psykiatriske service er ikke kun afhængig af psykiaternes arbejde. Det er et samarbejde, der involverer en lang række fagfolk. Hver enkelt bidrager med sit eget speciale og sin egen ekspertise til den overordnede, holistiske pleje af patienten.

1. Psykiateren :
Psykiatere specialiserer sig i diagnosticering, behandling og forebyggelse af psykiske lidelser. Deres uddannelse gør dem i stand til at ordinere medicin, anbefale terapier og gribe ind i situationer, der kræver hospitalsindlæggelse.
- Vigtigste funktioner:
- Diagnostisk vurdering.
- Ordination af psykofarmaka.
- Overvågning af behandlingsplaner.

2. Den psykiatriske sygeplejerske:
Sygeplejersker er ofte det første kontaktpunkt for patienter. De spiller en afgørende rolle i den daglige pleje, administrerer medicin og observerer patienterne.
- Vigtigste funktioner:
- Direkte patientpleje.
- Administration af medicin.
- Overvågning af adfærd og symptomer.
- At informere patienterne om deres behandling.

3. Den kliniske psykolog :
Psykologen fokuserer på psykoterapi og psykologisk vurdering, der giver indsigt i patientens adfærd, følelser og tanker.
- Vigtigste funktioner:
- Individuel, familie- eller gruppepsykoterapi.
- Psykologiske vurderinger.
- Etablering af interventionsprogrammer.

4. Socialarbejderen :

Denne fagperson hjælper patienterne med at håndtere og forstå deres sygdomme, samtidig med at han forbinder dem med eksterne ressourcer og støtter deres sociale behov.

- Vigtigste funktioner:
- Psykosocial støtte.
- Forbindelsesled til samfundets ressourcer.
- Rådgivning om medarbejderrettigheder og -fordele.

5. Ergoterapeuten :

Ergoterapeuter fokuserer på at forbedre patienternes daglige færdigheder, så de kan leve et så selvstændigt liv som muligt.

- Vigtigste funktioner:
- Vurdering af funktionelle evner.
- Opsætning af terapeutiske aktiviteter.
- Træning i dagligdags færdigheder.

6. Den kliniske farmaceut :

Farmaceuten er specialiseret i psykofarmaka og rådgiver teamet om bivirkninger, lægemiddelinteraktioner og passende terapeutiske regimer.

- Vigtigste funktioner:
- Overvågning af medicinering.
- Rådgivning om terapeutiske diæter.
- Uddannelse af patienter om medicin.

7. Psykomotorikeren :

Denne fagperson fokuserer på forholdet mellem de psykologiske og motoriske aspekter af patienten og bruger bevægelse som et middel til udtryk og terapi.

- Vigtigste funktioner:
- Bevægelsesterapi.
- Vurdering af kropsspændinger og blokeringer.
- Afspænding og kropsteknikker.

Den psykiatriske afdelings rigdom ligger i personalets mangfoldighed. Denne tværfaglige tilgang gør det muligt at håndtere de mange facetter af psykiske lidelser og tilbyde patienterne omfattende, individualiseret pleje. I dette terapeutiske økosystem yder hver fagperson sit eget bidrag og arbejder i symbiose for patientens velbefindende.

Samarbejde og effektiv kommunikation i teamet.

Samarbejde og kommunikation i det psykiatriske team er afgørende for at garantere patientpleje af høj kvalitet. Dette tværprofessionelle samarbejde gør det muligt at kombinere de forskellige ekspertiseområder for at yde holistisk pleje. Det er en delikat ballet, hvor hvert medlem spiller en afgørende rolle og kræver flydende kommunikation for at fungere problemfrit.

Det psykiatriske felt er rigt på kompleksitet. Hver patient er en gåde med unikke symptomer, historier, håb og frygt. Stillet over for denne kompleksitet bliver teamwork et nøgleelement. Men hvordan kommer dette samarbejde til live?

1. Koordinationsmøder :
Det er regelmæssige møder, hvor teammedlemmerne deler patientopdateringer, diskuterer fremskridt, bekymringer og behandlingsstrategier. Disse møder gør det muligt for teamet at holde sig på samme bølgelængde og arbejde på en ensartet måde.

2. Dokumentation Claire :
Det er vigtigt at føre klare, detaljerede og opdaterede journaler. Det gør det muligt for hvert medlem af teamet at få adgang til de oplysninger, de har brug for til at forstå

patientens fremskridt og til at justere deres interventioner i overensstemmelse hermed.

3. Respekt for roller :
Hver fagperson bidrager med specifik ekspertise. At respektere og værdsætte hver persons rolle skaber tillid i teamet og opmuntrer til et tættere samarbejde.

4. Kommunikationsværktøjer :
Brugen af moderne teknologiske værktøjer, såsom elektroniske journalsystemer og sikre kommunikationsapplikationer, kan i høj grad lette udvekslingen og delingen af information mellem medlemmerne.

5. Fælles træning :
Tværprofessionel træning kan hjælpe med at styrke kommunikationsevnerne, forstå hinandens roller og ansvar og opbygge en samarbejdskultur.

6. Konstruktiv feedback :
Effektiv kommunikation kræver også evnen til at give og modtage feedback. Det er en læringsmulighed, hvor medlemmerne kan dele forslag, bekymringer og ros på en konstruktiv måde.

7. Konfliktløsning :
Uoverensstemmelser er uundgåelige. Men proaktiv og positiv konflikthåndtering, hvor der lægges vægt på at lytte og finde fælles løsninger, sikrer, at uenighederne ikke påvirker kvaliteten af plejen negativt.

Kommunikation og samarbejde i psykiatrien er ikke kun et spørgsmål om logistik. De afspejler en behandlingsfilosofi, der anerkender, at mental sundhed er kompleks og multifaktoriel. Ved at arbejde sammen, dele viden og værdsætte hinandens bidrag kan teamet tilbyde pleje, der er større end summen af dens dele. I denne samarbejdsdans tæller hvert skridt, hver bevægelse, hver gestus, hvilket gør harmoni til en håndgribelig realitet.

KAPITEL 10

FOREBYGGELSE
OG UDDANNELSE

Sygeplejerskens rolle
i forebyggelse af tilbagefald.

Tilbagefald er et stort problem i behandlingen af psykiske lidelser. Et tilbagefald kan defineres som tilbagevenden af symptomer på en lidelse efter en periode med remission eller forbedring. For patienter, deres familier og sundhedspersonale kan tilbagefald være en destabiliserende og smertefuld oplevelse, der er præget af forringet funktionalitet, forstyrrelser i dagligdagen og ofte hospitalsindlæggelse.

I denne sammenhæng spiller den psykiatriske sygeplejerske en fundamental rolle i forebyggelsen af tilbagefald. Som en central søjle i behandlingskontinuummet er sygeplejersker godt placeret til at identificere advarselstegn, uddanne patienter og gribe proaktivt ind.

1. Patientuddannelse :
Sygeplejersken uddanner patienterne om deres sygdom, risikofaktorerne for tilbagefald og vigtigheden af at følge behandlingen. En bedre forståelse af sygdommen gør patienterne i stand til at genkende advarselstegnene og træffe forebyggende foranstaltninger.

2. Overvågning af medicinering:
Det er afgørende at sikre, at patienterne tager deres medicin korrekt. Sygeplejersker kan rådgive om håndtering af bivirkninger, regelmæssighed i indtagelsen og koordinering med apoteket for at sikre, at medicinen er tilgængelig.

3. Klinisk observation :
Sygeplejersken observerer nøje patientens adfærd, humør og symptomer. Eventuelle små ændringer kan være en indikator for et potentielt tilbagefald.

4. Fremme af sund livsstil :

En afbalanceret livsstil er et nøgleelement i forebyggelsen. Sygeplejersker opfordrer til sunde vaner som en afbalanceret kost, regelmæssig fysisk aktivitet, god søvn og begrænsning af brugen af psykoaktive stoffer.

5. Stresshåndtering :

Stress er en almindelig udløsende faktor. Sygeplejersker kan introducere stresshåndteringsteknikker som meditation, afslapning eller kognitiv adfærdsterapi.

6. Kontakt til familie og venner :

Familien kan være en værdifuld allieret i forebyggelsen af tilbagefald. Sygeplejersken gør familien opmærksom på advarselstegnene og inddrager dem i plejeplanen.

7. Psykosocial støtte :

Ud over de medicinske indgreb er social støtte afgørende. Sygeplejersker kan henvise patienter til støttegrupper eller ressourcer i lokalsamfundet.

8. Kriseplaner :

I samarbejde med patienten udarbejder sygeplejersken en handlingsplan i tilfælde af betydelig forværring, der beskriver de skridt, der skal tages, de personer, der skal kontaktes, og nødforanstaltningerne.

Sygeplejerskens rolle i forebyggelse af tilbagefald er dynamisk, mangesidet og afgørende. Gennem deres målrettede interventioner, deres nærhed til patienten og deres holistiske syn på pleje er sygeplejersker et bolværk mod tilbagefald, der sikrer, at alle patienter kan leve deres liv med modstandskraft, håb og selvstændighed.

Patientuddannelse og deres familier.

Uddannelse af patienter og deres familier om mental sundhed er grundlæggende for en vellykket recovery. Det er en proces, der går videre end blot at videregive information; den sigter mod at styrke patienterne og deres omgivelser, styrke deres forståelse og give dem de værktøjer, de har brug for til at håndtere deres sygdom på daglig basis. På grund af deres centrale position i plejeteamet er sygeplejersker ofte de vigtigste undervisere.

Forståelse som udgangspunkt :
Enhver pædagogisk tilgang i psykiatrien begynder med en empatisk forståelse af patientens virkelighed. Ved at anerkende patientens og hans eller hendes families følelser, bekymringer og forhåbninger kan sygeplejersken udvikle en passende uddannelsesstrategi.

1. Information om sygdommen :
   - **Natur og symptomer:** Forklar sygdommen, dens typiske symptomer, og hvordan den kan udvikle sig.
   - **Årsager:** Identificer de biologiske, genetiske, miljømæssige og psykosociale faktorer, der sandsynligvis bidrager til sygdommen.
   - **Tilgængelige behandlinger:** Medicin, terapier, psykosociale interventioner.

2. Betydningen af behandlingsadherence :
   - **Afklaring om medicin:** Hvordan de virker, hvorfor de ordineres, mulige bivirkninger.
   - **Adherence:** Diskuter barrierer for at tage medicinen regelmæssigt og teknikker til at forbedre adherence.

3. Genkendelse af advarselstegn :
Oplys folk om advarselstegnene på tilbagefald eller forværring af symptomerne og vigtigheden af tidlig indgriben.

patientens fremskridt og til at justere deres interventioner i overensstemmelse hermed.

3. Respekt for roller :
Hver fagperson bidrager med specifik ekspertise. At respektere og værdsætte hver persons rolle skaber tillid i teamet og opmuntrer til et tættere samarbejde.

4. Kommunikationsværktøjer :
Brugen af moderne teknologiske værktøjer, såsom elektroniske journalsystemer og sikre kommunikationsapplikationer, kan i høj grad lette udvekslingen og delingen af information mellem medlemmerne.

5. Fælles træning :
Tværprofessionel træning kan hjælpe med at styrke kommunikationsevnerne, forstå hinandens roller og ansvar og opbygge en samarbejdskultur.

6. Konstruktiv feedback :
Effektiv kommunikation kræver også evnen til at give og modtage feedback. Det er en læringsmulighed, hvor medlemmerne kan dele forslag, bekymringer og ros på en konstruktiv måde.

7. Konfliktløsning :
Uoverensstemmelser er uundgåelige. Men proaktiv og positiv konflikthåndtering, hvor der lægges vægt på at lytte og finde fælles løsninger, sikrer, at uenighederne ikke påvirker kvaliteten af plejen negativt.

Kommunikation og samarbejde i psykiatrien er ikke kun et spørgsmål om logistik. De afspejler en behandlingsfilosofi, der anerkender, at mental sundhed er kompleks og multifaktoriel. Ved at arbejde sammen, dele viden og værdsætte hinandens bidrag kan teamet tilbyde pleje, der

77

er større end summen af dens dele. I denne samarbejdsdans tæller hvert skridt, hver bevægelse, hver gestus, hvilket gør harmoni til en håndgribelig realitet.

4. Færdigheder i stresshåndtering :
Indfør afslapningsteknikker, meditation eller andre strategier til at håndtere stress, som er en stor risikofaktor for mange psykiatriske lidelser.

5. Fremme af mental sundhed :
- **Livsstilsvaner:** Vigtigheden af en sund kost, fysisk træning og regelmæssig søvn.
- **Undgåelse af stoffer:** Farerne ved alkohol, narkotika og andre stoffer i forbindelse med sygdom.

6. Familiens rolle og støtte :
- **Aktiv lytning: At** lære familiemedlemmer at lytte uden at dømme.
- **Intervention:** Hvordan man griber hensigtsmæssigt ind, når patienten er i krise.

7. Ressourcer og støttenetværk :
Henvisninger til støttegrupper, foreninger og andre samfundsressourcer.

Uddannelse af patienter og deres familier er en rejse. Det kræver tålmodighed, gentagelser og tilpasning til patientens skiftende behov. Som undervisere stræber sygeplejerskerne ikke kun efter at formidle viden, men også efter at indgyde håb, opbygge modstandskraft og opmuntre til selvstændighed. I psykiatriens komplekse labyrint bliver denne uddannelse det kompas, der guider patienten og hans eller hendes familie mod et afbalanceret og tilfredsstillende liv.

Vigtigheden af at øge bevidstheden den brede offentlighed.

I en verden, hvor psykisk sygdom fortsat er omgærdet af stigmatisering og misforståelser, er det af afgørende betydning at øge den offentlige bevidsthed. Det handler ikke kun om at sprede information, men også om at ændre opfattelser, holdninger og adfærd over for dem, der lever med psykiske lidelser. Lad os se på, hvorfor det er så vigtigt, og hvordan det påvirker samfundet som helhed.

Aflivning af myter og stigmaer:
Psykisk sygdom er ofte omgærdet af myter og fordomme, som næres af uvidenhed, frygt og til tider forudindtagede medieportrætter. Disse stigmaer kan føre til diskrimination, isolation og skam for dem, der lider af dem. At øge bevidstheden blandt den brede offentlighed betyder at give et mere præcist og nuanceret billede af psykiske lidelser, hvilket kan hjælpe med at reducere disse stigmaer.

Fremme af mental sundhed :
At øge bevidstheden betyder ikke kun at tale om sygdomme, men også at fremme god mental sundhed. Det omfatter livsstilsvaner, der fremmer psykisk velbefindende, vigtigheden af at lytte til andre og gensidig støtte i fællesskaber.

Gør det lettere at finde hjælp :
Mange mennesker tøver med at søge hjælp af frygt for at blive dømt. Ved at øge den offentlige bevidsthed skaber man et miljø, hvor folk føler sig mere trygge ved at tale om deres mentale udfordringer og søge hjælp uden tøven.

Indflydelse på offentlig politik :
En informeret og bevidst offentlighed er mere tilbøjelig til at støtte politikker, der er gunstige for mental sundhed, hvad enten det drejer sig om finansiering, forskning eller forebyggelsesprogrammer. Dette positive pres fra offentligheden kan få politiske beslutningstagere til at prioritere mental sundhed på deres dagsordener.

At skabe et mere empatisk samfund :
Bevidstgørelse er med til at skabe et samfund, hvor empati og forståelse værdsættes. I et sådant samfund ses mennesker med mentale helbredsproblemer ikke som "de

andre", men som integrerede medlemmer af samfundet, der har ret til respekt, støtte og værdighed.

Forebyggende uddannelse :
Ved at øge offentlighedens bevidsthed om de tidlige tegn på psykiske lidelser kan vi tilskynde til tidlig indgriben og derved reducere sygdommens sværhedsgrad og varighed. Det er en investering i fremtiden, fordi forebyggelse ofte er mere omkostningseffektivt end behandling.

At øge offentlighedens bevidsthed om mental sundhed er en afgørende opgave, der rækker ud over blot at informere. Det er en samfundsbevægelse, der har til formål at opbygge en verden, hvor psykisk sygdom forstås, ikke stigmatiseres, og hvor alle har adgang til støtte. For fagfolk inden for mental sundhed, herunder sygeplejersker, er bevidstgørelse ikke kun en professionel pligt, men også en medmenneskelig handling, der sigter mod at bygge broer af forståelse i et mangfoldigt og sammenkoblet samfund.

Kapitel 11

PSYKOFARMAKOLOGI I DETALJER

Virkningsmekanismer psykofarmaka.

Psykofarmaka spiller en central rolle i behandlingen af mange psykiske sygdomme. Disse stoffer virker ved at ændre aktiviteten af neurotransmittere i hjernen. For at forstå psykofarmakas virkningsmekanisme er det vigtigt først at se på neurotransmittere, de molekyler, der fungerer som kemiske budbringere i nervesystemet.

Neurotransmitternes rolle :

Hjernen er et komplekst netværk af indbyrdes forbundne neuroner. For at kommunikere med hinanden bruger disse neuroner molekyler, der kaldes neurotransmittere. Disse frigives af en neuron, krydser et lille hul kaldet en synapse og binder sig til specifikke receptorer på en anden neuron. Denne proces påvirker en lang række funktioner, fra humørregulering til motorisk koordination.

Sådan virker psykofarmaka :

Psykofarmaka virker ved at ændre mængden eller aktiviteten af visse neurotransmittere. Her er et par eksempler på deres virkningsmekanismer:

- **Selektive serotonin-genoptagelseshæmmere (SSRI)**: SSRI anvendes hovedsageligt til behandling af depression og øger koncentrationen af serotonin i synapsen ved at reducere neuronernes genoptagelse af det.
- **Antipsykotika**: Disse lægemidler, der bruges til at behandle lidelser som skizofreni, virker ofte ved at blokere receptorerne for dopamin, en vigtig neurotransmitter i belønnings- og motivationskredsløbet.
- **Humørstabilisatorer**: For eksempel påvirker lithium, der bruges til bipolar lidelse, flere neurotransmittere og cellesignaleringsveje. Den nøjagtige virkningsmekanisme er stadig under udforskning.

- **Benzodiazepiner**: De ordineres mod angst og søvnforstyrrelser og øger effektiviteten af GABA, en hæmmende neurotransmitter, der reducerer neuronal aktivitet.
- **Stimulerende midler**: Bruges til behandling af ADHD (attention deficit hyperactivity disorder) og øger niveauet af dopamin og noradrenalin i hjernen.

Kompleksiteten i psykotrope lægemidlers virkning:

Det er vigtigt at bemærke, at virkningen af psykofarmaka er kompleks. Det samme stof kan have flere virkningsmekanismer, og patienter kan reagere forskelligt på den samme behandling. Desuden varierer balancen mellem terapeutiske fordele og bivirkninger fra individ til individ.

Forståelse af psykofarmakas virkningsmekanismer er afgørende for optimal patientpleje. Det gør det muligt for sundhedspersonale, især sygeplejersker, at administrere behandlinger på en informeret måde, at uddanne patienter om deres medicin og at observere og rapportere eventuelle bivirkninger eller lægemiddelinteraktioner. På et område, hvor hvert enkelt molekyle kan have en dybtgående indvirkning på en patients livskvalitet, er denne forståelse kernen i klinisk praksis.

Håndtering af bivirkninger.

Håndtering af bivirkningerne ved psykofarmaka er et afgørende aspekt af psykiatrisk behandling. Selvom disse lægemidler er effektive for mange patienter, kan de også forårsage en række uønskede virkninger, fra milde til alvorlige. Ved at sikre korrekt overvågning, uddanne patienterne og tilpasse behandlingerne kan man i høj grad forbedre patienternes velbefindende og compliance.

Forståelse af bivirkninger:
Hvert psykofarmaka har sin egen bivirkningsprofil. For eksempel kan nogle antipsykotika forårsage vægtøgning eller ufrivillige bevægelser, mens nogle antidepressiva kan forårsage gastrointestinale eller seksuelle problemer.

Patientuddannelse :
Det første skridt i håndteringen af disse virkninger er at uddanne patienten. Patienterne skal informeres om mulige bivirkninger, deres hyppighed og sværhedsgrad, og hvilke tegn de skal være opmærksomme på. Det hjælper dem med hurtigt at identificere et potentielt problem og rådføre sig med deres plejepersonale.

Regelmæssig overvågning :
Regelmæssig overvågning, gennem konsultationer og analyser, er afgørende for at opdage og håndtere bivirkninger. Det kan f.eks. være nødvendigt at tage blodprøver for at overvåge stemningsstabilisatorernes virkning på nyrerne eller skjoldbruskkirtlen.

Ledelsesstrategier :
- **Justering af dosis: En** reduktion af dosis kan ofte lindre bivirkningerne uden at gå på kompromis med lægemidlets effektivitet.
- **Ændring af medicin:** Hvis en patient ikke tåler en medicin, kan man prøve en anden medicin i samme eller en anden klasse.
- **Supplerende medicin:** I nogle tilfælde kan et andet lægemiddel tilføjes for at modvirke en specifik bivirkning.
- **Timing:** Nogle gange kan man minimere bivirkningerne ved blot at ændre det tidspunkt, hvor man tager sin medicin.
- **Ikke-medicinsk støtte:** For visse bivirkninger, såsom vægtøgning, kan diætstøtte eller fysioterapi være gavnligt.

Effektiv kommunikation :
Det er vigtigt at opmuntre patienterne til at kommunikere åbent om deres symptomer og bekymringer. Nogle gange kan en bivirkning være pinlig eller ubehagelig for patienten, og de nævner det måske ikke, medmindre de bliver spurgt direkte.

Håndtering af bivirkninger er en vanskelig opgave, der kræver et tæt samarbejde mellem patienten og sundhedspersonalet. Sygeplejersker spiller som førstehjælpere og daglige plejere en central rolle i denne håndtering. De skal ikke kun aktivt overvåge disse virkninger, men også tilbyde støtte, uddannelse og vejledning, så det sikres, at den psykiatriske behandling ikke kun er effektiv, men også sikker og veltolereret.

Interaktioner med lægemidler.

Lægemiddelinteraktioner er ændringer i virkningen af et lægemiddel på grund af tilstedeværelsen af et andet lægemiddel, en anden fødevare eller et andet stof. De kan forstærke eller hæmme virkningen af et lægemiddel, hvilket fører til reduceret effekt eller øget risiko for bivirkninger. Inden for psykiatrien, hvor mange patienter kan tage flere lægemidler på samme tid, er det vigtigt at forstå og håndtere lægemiddelinteraktioner.

Typer af lægemiddelinteraktioner :
- **Farmakodynamiske interaktioner:** Disse opstår, når to lægemidler virker på det samme sted i kroppen og har lignende eller modsatte virkninger. For eksempel kan et beroligende antidepressivt middel og et angstdæmpende middel have en additiv effekt, der fører til overdreven sedation.
- **Farmakokinetiske interaktioner:** Disse opstår, når et lægemiddel påvirker absorption, distribution,

metabolisme eller udskillelse af det andet lægemiddel. For eksempel kan et lægemiddel hæmme et enzym, der metaboliserer et andet lægemiddel, og derved øge dets koncentration i kroppen.

Konsekvenser af interaktioner :

- **Reducerede terapeutiske effekter:** En lægemiddelinteraktion kan reducere et lægemiddels effekt og derved kompromittere behandlingen.
- **Øgede bivirkninger:** Interaktioner kan også øge de uønskede eller toksiske virkninger af et lægemiddel.

Forebyggelse og håndtering :

- **Komplet vurdering:** Ved ordinering skal sundhedspersonalet have en komplet liste over de lægemidler, kosttilskud og naturlægemidler, som patienten tager.
- **Brug af databaser:** Specialiseret software og databaser kan hjælpe med at identificere potentielle lægemiddelinteraktioner.
- **Patientuddannelse:** Patienter bør instrueres i altid at informere deres plejepersonale, før de tager ny medicin eller kosttilskud.
- **Regelmæssig overvågning:** Hvor en lægemiddelinteraktion er mulig, men nødvendig, kan øget overvågning af symptomer eller blodniveauer af lægemidlet være påkrævet.
- **Dosisjustering:** I nogle tilfælde kan dosis af et eller begge lægemidler justeres for at minimere risikoen.

Sygeplejerskens rolle :
Sygeplejersker spiller en central rolle i at opdage og håndtere lægemiddelinteraktioner. Da de ofte er det første kontaktpunkt med patienten, kan sygeplejerskerne indsamle vigtige oplysninger om den medicin, der tages, og overvåge tegn på uønskede interaktioner. Desuden spiller sygeplejersken en afgørende forebyggende rolle ved

at informere patienterne om vigtigheden af at indberette al
den medicin, de tager.

Lægemiddelinteraktioner er en konstant udfordring i den
medicinske verden, og især i psykiatrien. Proaktiv
håndtering, kombineret med god uddannelse og effektiv
kommunikation mellem plejere og patienter, kan minimere
risiciene og sikre, at behandlingerne er både sikre og
effektive.

Kapitel 12

SÆRLIGE BEFOLKNINGSGRUPPER I PSYKIATRIEN

Psykiatri af børn og unge.

Børne- og ungdomspsykiatrien adskiller sig fra voksenpsykiatrien ved sin specifikke tilgang til disse aldersgruppers mentale problemer. Når man står over for individer i fysisk, følelsesmæssig og kognitiv vækst, kræver det en dybtgående forståelse af udviklingsfaserne og af samspillet mellem familie, samfund og skole.

Udviklingens særegenhed :
Hjernen hos børn og unge er under konstant udvikling. Følelsesmæssige reaktioner, adfærd og symptomer kan variere alt efter alder og udviklingstrin. En forståelse af de normale udviklingstrin er afgørende for at kunne skelne mellem, hvad der er normalt, og hvad der kan være patologisk.

Almindelige lidelser hos børn og unge:
- **Autismespektrumforstyrrelse:** Påvirker kommunikation og social adfærd.
- **ADHD (Attention Deficit Disorder med eller uden hyperaktivitet):** Kendetegnet ved problemer med opmærksomhed, hyperaktivitet og impulsivitet.
- **Angstlidelser:** såsom fobier, generaliseret angst eller obsessiv-kompulsiv lidelse.
- **Humørsygdomme:** såsom depression eller bipolar lidelse.
- Spiseforstyrrelser: anoreksi, bulimi.
- **Psykotiske lidelser:** Selvom de er sjældnere i denne alder, kræver de særlig opmærksomhed.

Betydningen af familie og social kontekst :
Familiens rolle er central i børn og unges liv. Familiedynamik og stressende begivenheder som skilsmisse eller flytning kan have store konsekvenser. På samme måde spiller skolemiljøet, venskaber og

fritidsaktiviteter en afgørende rolle for det psykologiske velbefindende.

Terapeutisk behandling :
- **Individuel terapi:** Det giver barnet eller den unge mulighed for at udtrykke sine følelser og arbejde med sine problemer.
- **Familieterapier:** Disse har til formål at forbedre interaktionen i familien.
- **Gruppeterapi:** Nyttigt for teenagere at dele deres erfaringer.
- **Medicinsk   behandling:** Dette kan overvejes, men altid med forsigtighed og under hensyntagen til specifikke fysiologiske faktorer.

Sygeplejerskens rolle i børnepsykiatrien :
Sygeplejersken er ofte det første kontaktpunkt. De vurderer, observerer og spiller en støttende rolle. Det er også vigtigt at uddanne forældre og pårørende, så de får en bedre forståelse af lidelserne og kan håndtere dem bedre derhjemme.

Børne- og ungdomspsykiatri er et følsomt område, der tager højde for kompleksiteten i udvikling og sociale interaktioner i disse aldre. Passende pleje, aktiv lytning og tæt samarbejde med familien er afgørende for at hjælpe disse unge patienter med at navigere i deres livs udfordringer og lægge et solidt fundament for deres fremtid.

Geriatrisk psykiatri :
Psykiske lidelser hos ældre.

Geriatrisk psykiatri er en gren af psykiatrien, der beskæftiger sig med behandling af psykiske lidelser hos ældre. Med stigende levealder og en voksende ældrebefolkning bliver dette speciale mere og mere relevant og nødvendigt.

Forståelse af alderdommen :
Alderdommen er ledsaget af mange forandringer: fysiologiske, psykologiske og sociale. Kognitive forandringer, fysisk svækkelse, gradvist tab af selvstændighed, dødsfald, pensionering og følelsen af isolation kan alle være kilder til stress og sårbarhed for ældre.

Almindelige psykiske lidelser hos ældre:
- **Depressive   lidelser:** Depression er en af de mest almindelige psykiatriske sygdomme hos ældre mennesker, men den bliver ofte underdiagnosticeret eller forveкslet med manifestationer af normal aldring.
- **Neurodegenerative sygdomme:** såsom Alzheimers eller Parkinsons sygdom. Disse sygdomme er ofte ledsaget af psykiatriske symptomer, såsom humørsvingninger, hallucinationer eller vrangforestillinger.
- **Angstlidelser:** Disse kan være forbundet med frygt for døden, isolation eller afhængighed.
- **Senile   psykoser:** Selvom de er mindre almindelige, kræver de særlig opmærksomhed for at sikre patientens og omgivelsernes sikkerhed.

Terapeutisk behandling :
- **Fuld vurdering:** Dette omfatter en detaljeret anamnese, fysisk undersøgelse, neuropsykologiske tests og om nødvendigt billeddiagnostiske undersøgelser.
- **Ikke-medikamentelle terapier:** f.eks. kognitiv adfærdsterapi, musikterapi eller reminiscens.
- **Medicinsk   behandling:** Farmakologi hos ældre er kompleks på grund af lægemiddelinteraktioner og

aldersrelaterede metaboliske ændringer. Tæt overvågning er nødvendig.

• **Støtte til pårørende: Pårørende** til ældre spiller en afgørende rolle. Deres støtte og træning kan forbedre patientens livskvalitet.

Den gerontopsykiatriske sygeplejerskes rolle:
Sygeplejersken er kernen i plejen og sørger for daglig overvågning, observerer adfærdsændringer, administrerer medicin og tilbyder psykologisk støtte. De arbejder tæt sammen med et tværfagligt team, der bl.a. omfatter læge, psykolog og ergoterapeut.

Selvom gerontopsykiatri er et specialiseret område, er det en påmindelse om, hvor vigtigt det er at se på hele mennesket. Psykiske lidelser hos ældre kan ofte være en manifestation af deres oplevelser, bekymringer eller fysiske lidelser. En holistisk tilgang, der kombinerer medicinsk ekspertise med menneskelig følsomhed, er derfor afgørende for at tilbyde disse personer den livskvalitet, de fortjener.

Psykiatriske lidelser under graviditet og efter fødslen.

Graviditeten og perioden efter fødslen er en tid med store fysiologiske, hormonelle og psykologiske omvæltninger for kvinder. Disse forandringer kan øge sårbarheden over for forskellige psykiatriske lidelser. At genkende og håndtere disse lidelser er afgørende for både mor og barns velbefindende.

Normale følelsesmæssige forandringer :
Det er helt normalt for kvinder at føle en række forskellige følelser under graviditeten og efter fødslen. Humørsvingninger kan forekomme på grund af hormonelle

forandringer og bekymringer om moderskabet. Men det er vigtigt at skelne mellem disse normale forandringer og patologiske symptomer.

Almindelige lidelser under graviditet og i perioden efter fødslen:

- **Depression:** "Baby blues" er almindeligt et par dage efter fødslen. Hvis denne tristhed fortsætter eller forværres, kan den udvikle sig til en fødselsdepression, som kræver medicinsk indgriben.
- **Efterfødselspsykose:** Selvom den er sjælden, er den alvorlig. Det kan føre til hallucinationer, vrangforestillinger og i sjældne tilfælde farlig adfærd for moderen eller barnet.
- **Angstlidelser:** såsom panikangst, tvangstanker eller generaliseret angst kan opstå eller forværres i denne periode.
- **PTSD efter fødslen:** Nogle kvinder kan udvikle posttraumatisk stresssyndrom efter en særlig vanskelig eller traumatisk fødsel.

Risikofaktorer :

- **Psykiatrisk historie:** Kvinder med en historie med psykiatriske lidelser har større risiko.
- **Stress og livsændringer:** Flytning, problemer i parforholdet eller økonomiske problemer kan bidrage til, at der opstår lidelser.
- Komplikationer under graviditet eller fødsel.
- **Mangel på støtte:** Mangel på støtte fra partner, familie eller venner kan forværre symptomerne.

Terapeutisk behandling :

- **Terapi:** Kognitiv adfærdsterapi eller interpersonel terapi kan være effektivt.
- **Medicin:** Antidepressiv **medicin** kan ordineres efter en nøje afvejning af fordele og risici for både mor og barn.

- **Støtte:** Støttegrupper kan give plads til at dele og hjælpe hinanden.

Plejepersonalets rolle :
Tidlig opdagelse er afgørende. Læger, sygeplejersker og jordemødre skal være uddannet til at genkende symptomer, tilbyde støtte og henvise til specialister, hvis det er nødvendigt.

Psykiske lidelser under graviditeten og i perioden efter fødslen er alvorlige helbredsproblemer, som kan have en varig indvirkning på moderen, barnet og familien. Opmærksomhed, omhyggelig overvågning og passende behandling er afgørende for at sikre alle involveredes trivsel på lang sigt.

Kapitel 13

KULTUR OG PSYKIATRI

Indflydelse af kultur
på opfattelsen af psykisk sygdom.

Kultur, et rigt væv af historier, overbevisninger og traditioner, påvirker uundgåeligt vores opfattelse af verden omkring os. Når det gælder mental sundhed, spiller kulturen en nøglerolle og former ikke kun, hvordan vi identificerer og forstår mental sygdom, men også hvordan vi reagerer på og behandler den.

Gennem tiderne er sindssygdomme blevet fortolket på forskellige måder i forskellige samfund. I nogle kulturer kunne symptomerne på psykisk sygdom ses som tegn på dæmonisk besættelse, guddommelig straf eller overnaturlige gaver. I andre kunne de ses som naturlige ubalancer, der skulle afhjælpes med ritualer eller traditionelle remedier.

Selvom moderniteten medfører fremskridt inden for videnskab og medicin, forsvinder disse traditionelle opfattelser ikke bare. I stedet eksisterer de ofte side om side med mere medikaliserede fortolkninger af psykiske lidelser, hvilket skaber et komplekst landskab, hvor kulturelle overbevisninger og medicinsk viden krydser hinanden og nogle gange kolliderer.

Dette sammenfald kan føre til spændinger, især når psykiatrisk personale, der er uddannet i vestlige omgivelser, interagerer med patienter fra forskellige kulturelle baggrunde. Et symptom, der betragtes som patologisk i én kultur, kan betragtes som en normal eller endda værdsat variation i en anden. For eksempel kan det at høre stemmer i nogle kulturer blive set som en spirituel oplevelse snarere end et tegn på skizofreni.

Dertil kommer, at stigmatiseringen i forbindelse med psykisk sygdom varierer enormt fra kultur til kultur. I nogle

104

sammenhænge kan det at indrømme, at man kæmper med depression eller angst, resultere i isolation eller diskrimination, mens det i andre sammenhænge kan blive mødt med empati og åbenhed. Denne kulturelle variation kan påvirke en persons villighed til at søge hjælp eller følge den anbefalede behandling.

Det er derfor vigtigt, at fagfolk inden for mental sundhed har en kulturelt sensitiv tilgang og anerkender, at begreber som sygdom, velvære og recovery ikke er universelle, men dybt forankrede i den enkeltes specifikke kulturelle kontekst. Ved at forstå og respektere disse nuancer kan de tilbyde mere effektiv og medfølende pleje og harmonisere moderne interventioner med overbevisningerne og værdierne hos dem, de forsøger at hjælpe.

Udfordringer og strategier for interkulturel omsorg.

Interkulturel pleje er et komplekst og følsomt område inden for medicin, der har til formål at yde retfærdig og passende sundhedspleje til patienter med forskellige kulturelle baggrunde. Denne tilgang anerkender, at kultur har stor indflydelse på, hvordan individer opfatter sundhed, sygdom, behandling og pleje. Selvom den interkulturelle tilgang er nødvendig, er den også fyldt med faldgruber og udfordringer.

Udfordringer ved interkulturel pleje:
 * **Sprogbarrierer: Sproget** er det vigtigste kommunikationsmiddel mellem patient og sundhedspersonale. Mangel på gensidig forståelse kan føre til fejldiagnosticering eller dårlig overholdelse af behandlingen.
 * **Forskellige overbevisninger og opfattelser:** Overbevisninger om årsagen til sygdom, foretrukne

105

behandlingsmetoder og forestillinger om velvære varierer betydeligt fra den ene kultur til den anden.

- **Stigmatisering og diskrimination:** I nogle kulturer er visse sygdomme forbundet med særlige stigmaer, som kan forhindre patienter i at søge hjælp eller fortælle om deres symptomer.
- **Forskelle i kommunikationsstandarder:** Øjenkontakt, måden at stille spørgsmål på og modtagelighed for information kan variere fra kultur til kultur.
- **Institutionelle begrænsninger:** Sundhedssystemer er ofte struktureret efter vestlige standarder og er måske ikke udstyret til at håndtere interkulturelle nuancer.

Strategier for effektiv interkulturel pleje :

- **Kulturel træning:** Giv sundhedspersonalet træning i at øge deres bevidsthed om forskellige kulturelle perspektiver, sundhedsoverbevisninger og sundhedsrelateret adfærd.
- **Tolkeservice:** Tilvejebringelse af professionelle tolke, der kan lette kommunikationen mellem patienten og sundhedspersonalet.
- **Integrering af traditionelle healere:** I nogle kulturer spiller traditionelle healere en vigtig rolle i behandlingen. Samarbejde med dem kan opbygge tillid og forbedre resultaterne.
- **Indtag en holdning af kulturel ydmyghed:** I stedet for at antage en komplet viden om kulturer, så se hver patient som en mulighed for at lære og forstå deres unikke synspunkt.
- **Passende kommunikationsmetoder:** Tilpas din kommunikationsstil, så den passer til patientens behov og præferencer, og vær opmærksom på det, der ikke bliver sagt, og på nonverbale signaler.
- **Fleksibilitet i behandlingsprotokoller:** Anerkend, at standardbehandlinger måske ikke er egnede til alle

patienter, og vær åben over for at ændre behandlingsplaner i henhold til kulturelle behov.

- **Skabe et indbydende miljø:** Dette kan omfatte visuelle elementer, der repræsenterer forskellige kulturer, eller rum, der er dedikeret til bøn og meditation for forskellige religiøse grupper.

Interkulturel omsorg er en rejse snarere end en destination. Det kræver introspektion, løbende uddannelse og en vilje til at omfavne mangfoldighed i alle dens former. Ved at overvinde disse udfordringer og anvende disse strategier kan sundhedspersonalet tilbyde ægte patientcentreret pleje, der respekterer patienternes overbevisninger, værdier og kulturelle identitet.

Kapitel 14

TEKNOLOGIEN OG INNOVATION I PSYKIATRIEN

Telemedicin og fjernkonsultationer.

Telemedicin, som omfatter brugen af informations- og kommunikationsteknologi til at yde lægehjælp på afstand, har revolutioneret sundhedssektoren. Telemedicin blev tidligere betragtet som en sekundær eller supplerende løsning, men er nu anerkendt som en vigtig behandlingsform, især i situationer, hvor adgangen til traditionel pleje er begrænset eller kompromitteret.

Fordele ved telemedicin :
- **Tilgængelighed:** Den tilbyder pleje til patienter, der er geografisk langt væk eller har svært ved at rejse. Dette er især relevant for landdistrikter eller underbetjente områder.
- **Bekvemmelighed:** Patienterne kan modtage behandling i deres eget hjem, så de undgår transport, ventetid og eventuelle omkostninger forbundet hermed.
- **Kontinuitet   i plejen:** Dette muliggør gnidningsløs kommunikation mellem forskellige plejeudbydere, hvilket garanterer problemfri pleje.
- **Hurtig respons:** I nødsituationer kan fjernkonsultationer give en øjeblikkelig vurdering.
- **Besparelser:** Ved at reducere behovet for fysiske faciliteter og rejser kan telemedicin føre til besparelser for behandlere og patienter.

Udfordringerne ved telemedicin :
- **Teknologiske begrænsninger:** Ikke alle patienter har adgang til pålidelig teknologi eller en stabil internetforbindelse.
- **Bekymringer om fortrolighed:** Overførsel af medicinske oplysninger via internettet giver anledning til bekymringer om databeskyttelse.

110

- **Begrænsninger ved den fysiske undersøgelse:** Nogle tilstande kræver en grundig fysisk undersøgelse, som er vanskelig at udføre på afstand.
- Lovgivningsmæssige **spørgsmål:** Lovgivningen om telemedicin varierer fra land til land og kan være kompliceret.

Telemedicin i psykiatrien :
I psykiatrien har telemedicin vist sig at være særlig nyttig. Da psykiatriske konsultationer i høj grad er baseret på samtaler og verbale vurderinger snarere end dybdegående fysiske undersøgelser, egner de sig godt til fjernkonsultationer.

- **Indledende konsultationer:** Indledende psykiatriske vurderinger kan udføres effektivt på afstand, hvilket muliggør hurtig evaluering og henvisning, hvis det er nødvendigt.
- **Terapi:** Fjernterapi, eller teleterapi, er blevet almindeligt, så patienter kan fortsætte deres behandling på trods af geografiske eller logistiske forhindringer.
- **Håndtering af medicinering:** Psykiatere kan overvåge og justere en patients medicinering via fjernkonsultationer, selvom en del af overvågningen kan kræve fysiske tests.
- **Støttegrupper:** Gruppeterapisessioner kan også organiseres online og tilbyde støtte fra lokalsamfundet uden de geografiske begrænsninger.

Telemedicin i psykiatrien kræver, som på andre medicinske områder, passende uddannelse af behandlerne samt sikkerhedsforanstaltninger for at sikre patienternes fortrolighed og sikkerhed. Men med den hurtige udvikling af teknologien og den voksende anerkendelse af dens fordele, er telemedicin godt på vej til at blive en varig og værdifuld del af det medicinske landskab.

Mobile applikationer og selvhjælpsplatforme.

I den digitale tidsalder er mobilapps og selvhjælpsplatforme blevet en vigtig del af det mentale sundhedslandskab og tilbyder brugerne en række værktøjer til at håndtere, forstå og forbedre deres psykologiske velbefindende.

Fordele ved selvhjælpsapplikationer og -platforme :

- **Tilgængelighed:** Disse værktøjer er ofte tilgængelige 24 timer i døgnet og tilbyder øjeblikkelig support, når der er behov for det.
- **Anonymitet:** For dem, der frygter det stigma, der er forbundet med at søge hjælp for psykiske problemer, tilbyder disse platforme en vis grad af fortrolighed.
- **Omkostninger:** Mange applikationer er gratis eller billige, hvilket gør adgangen til information og support mere overkommelig.
- **Komplementaritet:** Disse værktøjer kan supplere traditionel behandling, så patienterne kan fortsætte med at arbejde med sig selv mellem sessionerne.

Typer af applikationer og platforme :

- **Programmer til sporing af humør:** Disse værktøjer giver brugerne mulighed for at spore deres humør og tanker på daglig basis, hvilket hjælper med at identificere triggere eller tendenser.
- **Meditations- og mindfulness-applikationer:** Disse platforme tilbyder guides og meditationer, der hjælper med at reducere stress og angst og forbedre koncentrationen.
- **Terapeutiske applikationer:** Disse tilbyder ofte moduler baseret på gennemprøvede terapier, såsom kognitiv adfærdsterapi, til at håndtere specifikke problemer.

112

- **Selvhjælpsplatforme:** Disse er ofte onlinefora eller fællesskaber, hvor brugerne kan dele erfaringer, stille spørgsmål og få støtte fra ligesindede.
- **Terapeutiske spil:** Nogle spil er designet til at hjælpe med at håndtere stress, angst og andre psykiske problemer.

Vigtige overvejelser :
- **Pålidelighed:** Ikke alle programmer er skabt lige. Det er afgørende at vælge programmer, der er baseret på forskning og evidens, i stedet for dem, der tilbyder hurtige løsninger uden videnskabeligt grundlag.
- **Datasikkerhed:** Da disse applikationer håndterer følsomme data, er det vigtigt at garantere fortroligheden og sikkerheden af oplysningerne.
- **Ikke en erstatning:** Selvom disse værktøjer kan være uvurderlige, bør de ikke erstatte professionel terapi, især ikke for personer, der lider af alvorlige mentale helbredsproblemer.

Med den stadigt stigende brug af smartphones og mobile enheder vil selvhjælpsapplikationer og -platforme sandsynligvis fortsætte med at spille en stadig vigtigere rolle inden for mental sundhed. De tilbyder en innovativ og tilgængelig måde at yde støtte til dem, der har brug for det, samtidig med at de supplerer traditionelle tilgange til behandling.

Teknologiske fremskridt i neuroimaging.

Neuroimaging, som omfatter en række teknikker, der bruges til at visualisere nervesystemets struktur og funktion, har gennemgået bemærkelsesværdige teknologiske fremskridt i de seneste årtier. Disse innovationer har ikke kun udvidet vores forståelse af

113

hjernen, men har også ført til betydelige forbedringer i diagnosticering, behandling og forskning af neurologiske og psykiatriske lidelser.

1. Magnetisk resonansbilleddannelse (MRI) :
   - **Funktionel MRI (fMRI)**: Dette måler og kortlægger hjerneaktivitet ved at registrere ændringer forbundet med blodgennemstrømning. Det er især nyttigt til at undersøge, hvordan hjernen fungerer under specifikke opgaver.
   - **Diffusions-MRI (D-MRI)**: Denne teknik visualiserer nervefiberbanerne ved at analysere vandmolekylernes bevægelse i hjernen. Den er afgørende for at studere hjernens konnektivitet.

2. Positronemissionstomografi (PET) :
Denne metode bruger radioaktive sporstoffer til at visualisere metaboliske processer i hjernen. Den bruges ofte til at studere glukosemetabolismen i hjernen og opdage områder med dysfunktion.

3. Magnetisk resonansspektroskopi :
Den analyserer specifikke metabolitter i hjernen og giver indsigt i hjernens kemi uden brug af radioaktive produkter.

4. Magnetoencefalografi (MEG) :
Denne teknik registrerer de bittesmå magnetfelter, der produceres af neuronal aktivitet. Den giver en ekstremt høj tidslig opløsning, hvilket gør det muligt at undersøge hjerneaktivitet på millisekund-tidsskalaer.

5. Optisk billeddannelse:
   - **Diffus optisk tomografi (DOT)**: bruger lys til at få detaljerede billeder af hjernens funktion, især nyttigt til afbildning af hjernebarken.

- **Functional near infrared imaging (fNIRS)**: Dette måler ændringer i iltkoncentrationen i blodet for at kortlægge hjerneaktivitet.

6. Connectomics :
Denne nye disciplin er hovedsageligt baseret på D-MRI og har til formål at kortlægge det komplekse netværk af forbindelser i hjernen, kendt som connectomet.

Effekten af disse fremskridt :
- **Forskning i sygdomme**: Fremskridt inden for neuroimaging har ført til opdagelsen af potentielle biomarkører for sygdomme som Alzheimers, skizofreni og depression.
- **Forståelse af hjernens konnektivitet**: Vi har en bedre forståelse af, hvordan forskellige områder i hjernen interagerer og er forbundet.
- **Billedvejledt behandling**: I nogle tilfælde kan neuroimaging guide behandlinger som f.eks. hjernekirurgi.

Teknologiske fremskridt inden for neuroimaging fortsætter med at berige vores forståelse af den menneskelige hjerne og tilbyder nye perspektiver og værktøjer til at studere dens struktur og funktion samt til behandling af neurologiske og psykiatriske lidelser.

Kapitel 15

NYE TERAPEUTISKE TILGANGE

Terapier baseret på om mindfulness.

Mindfulness-baserede terapier er terapeutiske tilgange, der integrerer traditionel mindfulness-meditationspraksis i en klinisk sammenhæng. Disse metoder er blevet mere populære i de senere år og er blevet anerkendt for deres effektivitet i behandlingen af en række psykologiske og fysiske lidelser.

Definition af mindfulness :
Mindfulness er en form for meditation, der involverer velvillig, ikke-kritisk og ikke-reaktiv opmærksomhed på den nuværende oplevelse, hvad enten det er en fornemmelse, en følelse eller en tanke.

Vigtigste terapier baseret på mindfulness :
- Mindfulness-baseret kognitiv terapi (MBCT) :
    - Terapien er oprindeligt udviklet til at forebygge tilbagefald hos mennesker, der har lidt af depression, og den kombinerer mindfulness-meditation med principperne fra kognitiv terapi.
    - Den lærer, hvordan man genkender og afvæbner de vanemæssige mentale mønstre, der kan føre til tilbagefald til depression.
- Mindfulness-baseret stressreduktion (MBSR) :
    - Denne tilgang er udviklet af Dr. Jon Kabat-Zinn og undervises ofte i et 8-ugers kursusformat.
    - Det blev udviklet til at hjælpe folk med at håndtere stress, smerte og sygdom.
    - MBSR bruges nu til en række forskellige tilstande, herunder angst, depression og kroniske smerter.
- Acceptance and Commitment Therapy (ACT) :
    - Selvom ACT ikke udelukkende er en mindfulness-terapi, inkorporerer den mindfulness-koncepter for at hjælpe folk med at acceptere deres indre oplevelse, mens de

bevæger sig mod handlinger, der er i overensstemmelse med deres værdier.

Fordele ved mindfulness-baserede terapier :
- **Stressreduktion**: Disse terapier hjælper med at håndtere og reducere stress ved at opmuntre til mindfulness og en rolig reaktion på udfordringer.
- **Følelsesmæssig regulering**: De lærer dig at observere dine følelser uden at overreagere eller undgå dem.
- **Forbedret koncentration**: Regelmæssig meditation kan forbedre koncentrationsevnen.
- **Reduktion af depressive symptomer**: Især med MBCT, som er specifikt rettet mod at forebygge depressive tilbagefald.
- **Smertebehandling**: I stedet for at bekæmpe smerten lærer mindfulness os at vende os mod følelsen med en accepterende holdning.

Vigtige overvejelser :
- Selvom disse terapier giver mange fordele, er de ikke et universalmiddel og passer måske ikke til alle. En ordentlig vurdering af en professionel er altid nødvendig.
- Regelmæssig træning er afgørende for at høste alle fordelene.

Mindfulness-baserede terapier tilbyder værdifulde værktøjer til at navigere i livets udfordringer, håndtere stress, smerte og følelser, og de kan effektivt integreres i en holistisk tilgang til mental og fysisk velvære.

Virtuel virkelighed i psykoterapi.

Virtual reality (VR) har gjort store fremskridt i de senere år og har udviklet sig fra en teknologi, der primært forbindes med videospil, til et værktøj, der bruges inden for mange områder, herunder psykoterapi. Det er en innovativ metode til at behandle en række psykologiske lidelser ved at skabe virtuelle miljøer, hvor patienterne kan blive eksponeret, interagere, lære og tilpasse sig.

Brugen af virtual reality i psykoterapi:
- Eksponeringsterapi med virtuel virkelighed (VRET):
  - Dette er den mest almindelige brug af VR i psykoterapi. I denne metode udsættes patienterne for stimuli eller situationer, som de finder angstprovokerende, i et sikkert virtuelt miljø.
  - Det har vist sig at være særligt effektivt til behandling af specifikke fobier, såsom flyskræk, højdeskræk og posttraumatisk stresslidelse (PTSD).
- Kognitiv rehabilitering :
  - Virtuelle miljøer er designet til at hjælpe patienter med at udvikle eller genvinde kognitive færdigheder, hvilket er særligt nyttigt for mennesker, der har lidt af en hjerneskade eller visse former for demens.
- Behandling af afhængighedsforstyrrelser :
  - VR kan bruges til at udsætte patienter for udløsende faktorer for deres afhængighed i kontrollerede omgivelser, så de kan lære og øve mestringsstrategier.
- Terapi til forstyrrelser i kropsbilledet :
  - Ved at bruge VR kan patienterne "se" deres kroppe på en anden måde, hvilket kan være nyttigt i behandlingen af spiseforstyrrelser og dysmorfofobi.
- Træning af sociale færdigheder:
  - For personer med autismespektrumforstyrrelser eller social fobi kan VR tilbyde scenarier til at øve sociale færdigheder i et kontrolleret miljø.

Fordele ved at bruge VR i psykoterapi :

- **Kontrol og sikkerhed**: Terapeuterne kan styre det virtuelle miljø præcist og garantere patienternes sikkerhed, mens de tilpasser terapien til deres specifikke behov.
- **Fordybelse**: VR's fordybende evne gør det muligt for patienten at føle sig fuldt engageret i miljøet, hvilket kan øge effektiviteten af terapien.
- **Tilgængelighed**: Situationer, der ellers ville være svære eller umulige at genskabe i den virkelige verden, kan nemt modelleres i VR.

Overvejelser og forholdsregler :

- **Cybersyge**: Nogle mennesker kan opleve kvalme eller svimmelhed, når de bruger VR.
- **Datasikkerhed**: Som med al digital teknologi skal datafortrolighed og -sikkerhed være en prioritet.
- **Ikke for alle**: Selvom VR giver fordele, er det ikke nødvendigvis egnet til alle patienter eller alle tilstande.

Virtual reality åbner spændende døre for psykoterapi og tilbyder innovative måder at gribe behandlingen an på. Som med enhver intervention er det vigtigt, at terapeuterne er ordentligt uddannede og nøje vurderer, om VR er passende for hver enkelt patient.

Integrative og holistiske tilgange.

Integrative og holistiske tilgange i psykiatrien sigter mod at tage hensyn til individet som helhed, ikke kun fokusere på symptomer, men søge at forstå og behandle personen som en helhed: krop, sind og socialt miljø. Disse tilgange har udviklet sig som en reaktion på den mere traditionelle, segmenterede medicin og kombinerer ofte flere terapeutiske metoder, både konventionelle og alternative.

Forståelse af den holistiske tilgang :

- Oversigt :
  - I stedet for blot at behandle et specifikt symptom, søger den holistiske tilgang at forstå, hvordan de forskellige aspekter af en persons liv interagerer og bidrager til deres generelle velbefindende.
- Krop-sind-miljø :
  - Holistiske behandlere mener, at krop, sind og miljø er indbyrdes afhængige. Problemer i et af disse områder kan påvirke de andre og omvendt.
- Personligt tilpasset behandling:
  - Hver person er unik med sin egen historie, sine egne erfaringer og behov. Den holistiske tilgang sigter derfor mod at skræddersy behandlingen til den enkelte, snarere end at anvende en one-size-fits-all-løsning.

Integrering af forskellige terapeutiske metoder :

- Konventionel medicin :
  - Selvom tilgangen er holistisk, betyder det ikke, at man undgår konventionelle behandlinger. Tværtimod bruges de ofte sammen med alternative terapier for at maksimere fordelene for patienten.
- Komplementære behandlingsformer :
  - Det kan være akupunktur, kiropraktik, naturopati, zoneterapi, musikterapi, kunstterapi og mange andre.
- Traditionel medicin :
  - Praksisser som ayurvedisk medicin eller traditionel kinesisk medicin kan integreres i en holistisk behandlingsplan.
- Afslapnings- og stressreduktionsteknikker :
  - Meditation, yoga, tai chi og mindfulness anbefales ofte til at reducere stress og forbedre den mentale sundhed.

- Ernæring :
  - Kosten spiller en vigtig rolle for den mentale sundhed. En afbalanceret kost, nogle gange kombineret med specifikke kosttilskud, kan være tilrådeligt.
- Fysisk træning :
  - Fysisk aktivitet er ikke kun godt for kroppen, men også for sindet. Det kan hjælpe med at reducere angst og depression og forbedre humøret.
- Naturterapi :
  - Kontakt med naturen, hvad enten det er gennem gåture, havearbejde eller blot kontemplation, har vist sig at have en gavnlig effekt på det mentale helbred.

Overvejelser og udfordringer :
- Kulturel modstand :
  - I visse kulturer eller miljøer kan den holistiske tilgang blive betragtet med skepsis, især hvis den anses for at ligge langt fra "traditionel" medicin.
- Søg efter :
  - Mens nogle komplementære terapier er velundersøgte, mangler andre robust forskning, der kan bekræfte deres effektivitet.
- Omkostninger :
  - Nogle holistiske behandlinger eller terapier er måske ikke dækket af sygesikringen, hvilket gør det svært for alle patienter at få adgang.

Den integrative og holistiske tilgang til psykiatrien anerkender, at mental sundhed er kompleks og multifaktoriel. Ved at anvende en række forskellige terapeutiske metoder og skræddersy dem til den enkelte, sigter denne tilgang mod at fremme varig bedring og generel trivsel.

123

124

Kapitel 16

FORSKNING I PSYKIATRI OG FREMTIDSUDSIGTER

Betydningen af forskning
klinisk og grundlæggende.

Forskning, hvad enten den er klinisk eller grundlæggende, er drivkraften bag alle medicinske fremskridt. Inden for psykiatrien er det et kompas, der guider fagfolk mod en bedre forståelse af psykiske lidelser og stadig mere effektive behandlinger.

Grundforskning, ofte udført i laboratoriet, udforsker hjernens mysterier, et komplekst organ, som på trods af teknologiske fremskridt stadig er stort set ukendt. Det er gennem denne forskning, at vi opdager de biokemiske, genetiske og cellulære mekanismer, der ligger til grund for psykiatriske lidelser. Disse opdagelser, som nogle gange er uventede, er vigtige, fordi de lægger grundlaget for nye hypoteser, nye behandlinger og nye terapeutiske tilgange.

På den anden side er den kliniske forskning tæt forbundet med den daglige praksis i psykiatrien. Det indebærer, at man studerer patienterne selv, ofte i form af kliniske forsøg. Det er gennem klinisk forskning, at vi kan vurdere effekten og sikkerheden af nye behandlinger, eller få en bedre forståelse af det naturlige forløb af lidelser. Det gør det blandt andet muligt at tilpasse og optimere terapeutiske tilgange i forhold til den enkelte patients specifikke behov.

Samspillet mellem disse to typer forskning er afgørende. Opdagelser inden for grundforskning kan inspirere til nye behandlingsformer, som derefter kan testes i klinikken. Omvendt kan kliniske observationer rejse nye spørgsmål til grundforskningen.

Men psykiatrisk forskning er mere end blot et medicinsk fremskridt; den har også en samfundsmæssig rolle at spille. Ved at afmystificere psykisk sygdom hjælper den med at bekæmpe det stigma, der er forbundet med den.

Ved at kaste lys over de underliggende biologiske mekanismer minder den os om, at psykiatriske lidelser er sygdomme som alle andre, der fortjener opmærksomhed, omsorg og respekt.

Endelig er forskning også et fyrtårn af håb. Enhver opdagelse, ethvert nyt klinisk forsøg er et løfte til patienter og deres familier: løftet om, at vi i morgen vil have mere effektive værktøjer, mere passende behandlinger, og at vi vil være i stand til at tilbyde en bedre livskvalitet til dem, der er ramt af psykiatriske lidelser.

Kort sagt er forskning, både klinisk og grundlæggende, kernen i moderne psykiatri. Den former fagets fremtid og garanterer en stadig mere præcis, individualiseret og human behandling.

De seneste vigtige opdagelser.

Fremskridt inden for psykiatrien, som inden for mange andre medicinske områder, er resultatet af en utrættelig forskningsindsats. Disse videnskabelige fremskridt, som opdateres regelmæssigt, er afgørende for at forfine vores viden, forbedre patientplejen og forny vores terapeutiske tilgange. Her er en oversigt over nogle af de mest betydningsfulde opdagelser inden for psykiatrien i de senere år:

- **Tarmens mikrobiota og mental sundhed**: Forskning har afsløret en forbindelse mellem tarmens mikrobiota (alle de mikroorganismer, der findes i vores tarme) og vores hjerne, kaldet "tarm-hjerne-aksen". Undersøgelser har vist, at en ubalance i denne mikrobiota kan være forbundet med forskellige psykiske lidelser, herunder depression.

- **Avanceret neuroimaging**: Takket være imaging-teknologier som funktionel MRI er vi nu i stand til at observere hjerneaktivitet i realtid. Det har ført til en bedre forståelse af de aktivitetsmønstre, der er forbundet med visse lidelser, og til identifikation af potentielle biomarkører.
- **Genterapier og epigenetik**: Ved at identificere specifikke gener, der er forbundet med visse psykiatriske lidelser, undersøger forskere metoder til at målrette disse gener via genterapier eller til at forstå, hvordan miljøet kan påvirke genudtrykket gennem epigenetik.
- **Integrativ tilgang til autismespektrumforstyrrelser (ASF)**: Forståelsen af ASF er i høj grad blevet forbedret af genetiske, neurologiske og adfærdsmæssige studier. Det har ført til mere målrettede og personaliserede interventioner for de berørte personer.
- **Brugen af psykedelika i psykoterapi**: Stoffer som psilocybin, der findes i visse svampearter, undersøges for deres potentielle terapeutiske anvendelser, især i behandlingen af resistent depression.
- **Dyb hjernestimulation (DBS)**: DBS, som indebærer implantering af små elektroder i hjernen, har vist lovende resultater i behandlingen af lidelser som resistent svær depression og obsessiv-kompulsiv lidelse.
- **Søvnens betydning**: Forskning har styrket idéen om, at søvn spiller en afgørende rolle for mental sundhed. Lidelser som depression, angst og psykose kan forværres eller endda udløses af en kronisk mangel på søvn.

Disse opdagelser, blandt mange andre, viser rigdommen og dynamikken i den psykiatriske forskning. De styrker håbet om, at vi i fremtiden vil have endnu mere effektive midler til at diagnosticere, behandle og ideelt set forebygge psykisk sygdom.

Fremtidsudsigter og terapeutiske innovationer.

Psykiatrien står, ligesom det medicinske område som helhed, ved en skillevej af spændende innovationer, der radikalt vil forandre vores forståelse og behandling af psykiske sygdomme. Fremtidsudsigterne er ikke kun præget af teknologiske fremskridt, men også af en stadig mere holistisk og patientcentreret tilgang. Her er nogle af de mest lovende tendenser og terapeutiske innovationer, du skal holde øje med:

- **Personlig medicin**: I fremtiden vil psykiatriske behandlinger i stigende grad blive personliggjort, baseret på den enkelte patients genetik, metabolisme og individuelle karakteristika. Det vil gøre det muligt at optimere interventionerne for at opnå de bedst mulige resultater.
- **Digitale terapier**: Terapier baseret på mobilapplikationer eller onlineplatforme vil i stigende grad blive integreret i behandlingsplaner. De kan tilbyde support i realtid, hjælpe med at håndtere symptomer eller fungere som selvmonitoreringsværktøjer.
- **Neurofeedback og biofeedback**: Disse teknikker gør patienterne i stand til at blive bevidste om og regulere deres fysiologiske funktioner. Ved f.eks. at se deres hjerneaktivitet i realtid kan patienterne lære at modulere visse aktivitetsmønstre, der er forbundet med deres symptomer.
- **Øget brug af virtual reality (VR)**: VR kan bruges til at behandle lidelser som PTSD ved gradvist at

129

udsætte patienter for udløsende stimuli i et kontrolleret miljø.

- **Udvidelsen af psykedeliske terapier**: Som nævnt ovenfor bliver stoffer som psilocybin og MDMA undersøgt for deres potentielle terapeutiske egenskaber, især for depression, angst og PTSD.
- **Ikke-invasiv hjernestimulering**: Teknikker som transkraniel magnetstimulering (TMS) kan være et alternativ til medicin for visse patienter ved at modulere hjerneaktiviteten uden kirurgi.
- **Fællesskabscentrerede tilgange**: I stedet for kun at fokusere på individet, er der en voksende erkendelse af vigtigheden af støtte fra lokalsamfundet. Pleje vil i stigende grad være forankret i en systemisk tilgang, der integrerer familie, undervisere og socialarbejdere.
- **Øget vægt på forebyggelse**: I stedet for kun at behandle symptomer, vil der være en voksende indsats for at identificere og behandle risikofaktorer, før de fører til mere alvorlige lidelser.
- **Integration af mental og fysisk sundhed**: I erkendelse af, at sind og krop er uløseligt forbundet, vil der være en voksende sammensmeltning af psykiatrisk og somatisk pleje for at give en mere holistisk tilgang til sundhed.
- **Øget uddannelse og bevidsthed**: Efterhånden som stigmatiseringen omkring psykisk sygdom mindskes, vil der være en øget efterspørgsel efter uddannelse, træning og bevidstgørelse, både for sundhedspersonale og den brede offentlighed.

Fremtiden for psykiatrien ser lys ud, præget af en bedre forståelse af psykiske lidelser og stadig mere effektive behandlinger, der er skræddersyet til individuelle behov.

Kapitel 17

RETSPSYKIATRI

Krydsfeltet mellem psykiatri og retssystemet.

Skæringspunktet mellem psykiatri og retssystem er et komplekst område, hvor medicin, etik og jura mødes. Det rejser afgørende spørgsmål om individuelle rettigheder, beskyttelse af samfundet og den rolle, som fagfolk inden for mental sundhed spiller i retssystemet. Lad os nærme os dette emne på en flydende og integreret måde.

Historie og baggrund

Historisk set har forståelsen af psykisk sygdom ofte været forudindtaget og misinformeret, hvilket har ført til fordomme og stigmatisering. Personer med psykiske lidelser blev engang opfattet som besatte eller moralsk defekte, hvilket førte til, at de blev isoleret eller straffet på en uhensigtsmæssig måde. Med videnskabens fremskridt og en bedre forståelse af psykiatrien har samfundet gradvist erkendt vigtigheden af at behandle psykisk sygdom som et medicinsk snarere end et kriminelt problem.

Strafferetligt ansvar og mental kapacitet

Et centralt spørgsmål i dette krydsfelt er spørgsmålet om strafferetligt ansvar. Kan en person, der lider af en alvorlig psykisk sygdom, holdes ansvarlig for sine kriminelle handlinger? I mange jurisdiktioner kan man påberåbe sig et sindssygeforsvar eller "sindssygeforsvar", som anerkender, at en person kan mangle evnen til at forstå karakteren af sine handlinger eller skelne mellem rigtigt og forkert.

Retspsykiatrisk vurdering

Når en person mistænkes for at lide af en psykisk sygdom, kan der anmodes om psykiatriske vurderinger for at afgøre hans eller hendes evne til at møde op i retten. Disse vurderinger kan også være med til at informere retten om behovet for specifikke behandlinger eller indgreb.

Psykiatriske hospitaler og fængsler

I nogle tilfælde bliver personer med alvorlige psykiske lidelser, som har begået kriminalitet, ikke indespærret i traditionelle fængsler, men i stedet anbragt på specialiserede psykiatriske institutioner til behandling.

Etiske spørgsmål

Krydsfeltet mellem psykiatri og retssystem rejser vigtige etiske spørgsmål. Hvor langt kan samfundet f.eks. gå med at tvinge en person til at gennemgå psykiatrisk behandling? Hvilke rettigheder har personer, der bliver tvangsindlagt?

Rehabilitering og reintegration

Et andet afgørende aspekt er rehabilitering. Hvordan kan retssystemet og fagfolk inden for mental sundhed arbejde sammen for at sikre, at personer, når de løslades, reintegreres sikkert og effektivt i samfundet?

L'Avenir

I takt med at forståelsen af psykisk sygdom fortsætter med at udvikle sig, vil krydsfeltet mellem psykiatri og retssystem kræve konstant refleksion og justering for at sikre, at individets rettigheder respekteres, samtidig med at samfundet som helhed beskyttes.

I sidste ende forbliver balancen mellem retfærdighed og medfølelse, mellem sikkerhed og menneskerettigheder, en konstant udfordring i dette tværfaglige felt.

Vurdering af farlighed og strafferetligt ansvar.

Psykiatrien spiller en stor rolle, når det gælder spørgsmålet om en persons farlighed og kriminelle ansvar. Lad os dechifrere dette komplekse spørgsmål ved at kombinere jura og medicin.

Oprindelse og baggrund
Vurdering af farlighed har altid været et centralt element i strafferetten. I tidens løb har samfundet forsøgt at indføre objektive, evidensbaserede vurderinger for at bestemme sandsynligheden for, at en person begår en voldelig eller skadelig handling i fremtiden.

Vurderingsmekanismer
Det første trin i vurderingen er normalt en grundig psykiatrisk undersøgelse. Sundhedspersonalet vurderer personens historie, nuværende tankegang og adfærd samt eventuelle underliggende faktorer, der kan øge risikoen for voldelige handlinger, såsom ubehandlet psykisk sygdom.

Psykisk sygdom vs. strafansvar
Et af de centrale spørgsmål i denne vurdering er, om en psykisk sygdom direkte har bidraget til kriminel adfærd. Man skelner mellem en persons evne til at forstå sine handlinger og til at skelne mellem rigtigt og forkert. Hvis en person anses for at være ude af stand til denne forståelse på grund af en psykisk sygdom, kan han eller hun anses for ikke at være kriminelt ansvarlig.

Fremtidig fare
En afgørende del af vurderingen er at bestemme risikoen for tilbagefald til kriminalitet. Selvom det er komplekst at forudsige fremtidig adfærd, bruges visse metoder, såsom aktuarmæssige vurderinger, til at estimere risiko baseret på demografiske faktorer, kriminel historie og andre relevante variabler.

Juridiske konsekvenser
Hvis en person vurderes til at være farlig, men ikke ansvarlig for sine handlinger på grund af psykisk sygdom, kan vedkommende blive anbragt på et psykiatrisk hospital

på ubestemt tid. Denne anbringelse kan vare længere end den traditionelle fængselsstraf, de ville have fået.

Etiske spørgsmål
Spændingen mellem offentlig sikkerhed og individuelle rettigheder er tydelig. På den ene side er det vigtigt at beskytte samfundet mod potentielt farlige individer. På den anden side er det bydende nødvendigt at sikre, at enkeltpersoner får en retfærdig og etisk behandling, især når der er tale om psykisk sygdom.

Vurdering af farlighed og kriminelt ansvar er en delikat proces, der kræver tæt samarbejde mellem retssystemet og fagfolk inden for mental sundhed. Når man søger en balance mellem medfølelse, retfærdighed og offentlig sikkerhed, er det stadig vigtigt at gå til hver enkelt sag med stringens, etik og menneskelighed.

Patienthåndtering i fængsler.

Skæringspunktet mellem psykiatri og fængselsmiljøet er et komplekst område, der kræver omhyggelig opmærksomhed på både fangernes sikkerhed og deres mentale sundhedsbehov. Lad os udforske dette delikate forhold og de bedste metoder til håndtering af patienter i fængsler.

Mental sundhed i fængslet
Det er alarmerende, at mange indsatte i fængsler verden over udviser symptomer på psykiske lidelser. Disse lidelser kan variere fra mild depression til mere alvorlige tilstande som skizofreni. Der er en række årsager til dette, lige fra kriminaliseringen af psykisk sygdom til manglen på passende plejesystemer i samfundet.

Indledende vurdering
Så snart en fange ankommer, er det afgørende med en indledende psykiatrisk vurdering. Det gør det muligt at opdage eksisterende lidelser, vurdere risikoen for selvmord eller selvaggression og henvise den indsatte til passende behandling.

Carceral miljø og risici
Fængslet kan forværre symptomerne på psykiske lidelser. Isolation, fængselslivets stress, viktimisering og andre faktorer kan bidrage til en forværring af en indsat mentale sundhed. Derfor er det vigtigt med regelmæssig overvågning.

Terapeutiske interventioner
Interventioner i fængsler kan omfatte farmakoterapi, individuel eller gruppeterapi og uddannelsesprogrammer. Men udfordringen ligger ofte i at implementere disse interventioner i et begrænset og sikkert miljø.

Spørgsmålet om isolation
Isolation eller isolationsfængsling er en kontroversiel praksis, især for psykisk syge fanger. Selvom denne metode nogle gange bruges af disciplinære årsager, kan den have ødelæggende konsekvenser for den mentale sundhed.

Social reintegration
At forberede indsatte på deres løsladelse er lige så vigtigt som at passe på deres mentale helbred, mens de er i fængsel. Det indebærer koordinering med psykiatriske og sociale tjenester udenfor for at sikre en smidig overgang og fortsættelse af behandlingen.

Etiske udfordringer
Sundhedspersonale, der arbejder i fængsler, er ofte fanget mellem deres pligt til at pleje de indsatte og

136

fængselsadministrationens sikkerhedskrav. Denne spænding kan give anledning til store etiske dilemmaer.

Håndtering af mental sundhed i fængsler er en multidimensionel opgave, som kræver en afbalanceret tilgang, der tager hensyn til den indsattes sikkerhed, etik og velbefindende. Ved at anerkende og reagere på denne sårbare befolknings behov kan samfundet håbe på at reducere recidivisme og fremme en vellykket reintegration.

Kapitel 18

SYGEPLEJERSKENS TRÆNER OG LEDER

Deling af viden
med de nye sygeplejersker.

Når der kommer en ny sygeplejerske på en psykiatrisk afdeling, er det både en udfordring og en mulighed. Det er en mulighed for erfarne sygeplejersker til at videregive deres viden, tips og værdier. Vidensdeling forbedrer ikke kun sygeplejeteamets effektivitet, det sikrer også kontinuitet i kvalitetsplejen til patienterne.

Et levende minde
Med årene bliver hver sygeplejerske en levende hukommelse for sin afdeling. De husker patienter, komplekse tilfælde, succeser og fiaskoer. Denne rigdom af erfaring er uvurderlig for en nyankommen, som ofte føler sig lidt fortabt i dette nye miljø.

Struktureret transmission
Det handler ikke bare om at fortælle anekdoter. Overførslen af viden skal være struktureret. Det kan være i form af interne træningssessioner, debriefinger efter komplekse situationer eller tid til supervision.

Kunsten at kommunikere
At videregive viden betyder også at vide, hvordan man kommunikerer. Det betyder, at man skal sætte sig i den nye sygeplejerskes sted og forstå deres bekymringer og spørgsmål. Det betyder også, at man skal kunne lytte, for nye sygeplejersker kan også komme med et nyt perspektiv og nyerhvervet viden.

Deling af værktøjer
Med nutidens teknologi er der masser af værktøjer til videndeling. Uanset om det er onlineplatforme, interne fora eller videokonferencer, er det blevet lettere at dele og kommunikere, selv på afstand.

Betydningen af venlighed
I denne vidensdeling er det afgørende at bevare en velvillig indstilling. Det er menneskeligt at fejle, og nye sygeplejersker skal føle sig trygge ved at stille spørgsmål, indrømme deres mangler og lære af deres fejl.

Mentorordning
Nogle afdelinger opretter mentorsystemer, hvor en erfaren sygeplejerske tildeles en nyankommen for at guide dem gennem deres første skridt. Det er en fremragende måde at sikre en glidende overgang og optimal læring på.

At dele sin viden med nye sygeplejersker er ikke bare en professionel pligt, det er et aktiv. Det er forsikringen om et tæt, kompetent team, der er klar til at møde psykiatriens udfordringer med empati og ekspertise.

Coaching, supervision og mentoring.

I hjertet af enhver medicinsk profession afhænger kontinuiteten og kvaliteten af plejen i høj grad af erfarne behandleres evne til at videregive deres viden og vejlede dem, der er mindre erfarne. Coaching, supervision og mentoring spiller væsentlige roller i denne overførsel. Hvert af disse begreber indeholder specifikke nuancer og funktioner, der er med til at sikre ikke bare klinisk kompetence, men også plejepersonalets trivsel og faglige udvikling.

1. Ledelse: Struktur og støtte
Coaching refererer til etableringen af strukturer og processer til at vejlede sygeplejersker, især yngre sygeplejersker, i deres daglige praksis. Disse omfatter:
*   **Indledende træning**: Introduktion af nye sygeplejersker til institutionens protokoller og politikker.

- **Evaluering**: Giv regelmæssig feedback på præstationer og identificer områder, der kan forbedres.
- **Støtte i dagligdagen**: Hjælpe sygeplejersker med at håndtere udfordringer og vanskelige situationer.

2. Supervision: en uddybning af knowhow

Supervision er en mere intim og regelmæssig proces, der fokuserer på sygeplejerskernes faglige og personlige udvikling. Det involverer:

- **Refleksion over praksis**: Analyse af komplekse situationer og diskussion af etiske dilemmaer.
- **Kompetenceudvikling**: Identificering af huller i viden eller færdigheder og arbejde på at forbedre dem.
- **Følelsesmæssig støtte**: At skabe et rum, hvor man kan tale om stress og følelsesmæssige udfordringer i jobbet.

3. Mentoring: Et coachende forhold

Mentoring er et professionelt forhold, hvor en mere erfaren sygeplejerske (mentor) tilbyder råd, støtte og vejledning til en mindre erfaren sygeplejerske (mentee). Dette forhold kan omfatte:

- **Videregivelse af viden**: deling af erfaringer og tips, der er erhvervet over tid.
- **Professionel støtte**: At hjælpe mentee med at navigere i sin karriere, identificere muligheder og træffe beslutninger.
- **Personlig udvikling**: Opmuntring til personlig vækst, selvtillid og modstandsdygtighed.

Coaching, supervision og mentoring er tre vigtige søjler for at sikre kontinuerlig uddannelse af høj kvalitet inden for psykiatrien. Disse tilgange strukturerer sygeplejerskernes faglige udvikling, styrker teamets samhørighed og garanterer bedre patientpleje.

Sygeplejersken som leder og forandringsskaber.

I årenes løb har sygeplejefaget udviklet sig betydeligt og bevæget sig fra en passiv rolle som udførende til en proaktiv rolle som leder inden for det medicinske område. I dag er sygeplejersker ikke kun behandlere, men også forandringsagenter, meningsdannere, forskere og forsvarere af patientrettigheder.

1. Sygeplejersken: En leder i medicinske teams
Sygeplejersker har indgående kendskab til patienternes behov. Denne ekspertise gør dem til naturlige ledere i medicinske teams. De koordinerer plejen, letter kommunikationen mellem de forskellige faggrupper og sikrer, at hver patient får den rigtige behandling.

2. Sygeplejerskers rolle i træning og uddannelse
Mange sygeplejersker er involveret i uddannelse af deres kolleger, hvad enten det er gennem mentorordninger, formelle kurser eller informationsmøder. De deler deres viden og erfaring for at forbedre kvaliteten af plejen og styrke deres teams færdigheder.

3. Sygeplejersker som forsvarere af patienters rettigheder
Sygeplejersker fungerer ofte som patientrepræsentanter og sikrer, at patienternes rettigheder respekteres, og at deres stemmer bliver hørt. De kan være involveret i diskussioner om medicinske beslutninger eller nationale sundhedspolitikker.

4. Deltagelse i klinisk forskning
Flere og flere sygeplejersker er involveret i klinisk forskning og bidrager med deres unikke perspektiv til udviklingen af plejepraksis.

5. Changemakeren: At lede forandringer i sundhedssektoren

Sygeplejersker står ofte i spidsen for initiativer, der skal forbedre sundhedssystemerne. Uanset om det er gennem teknologiske innovationer, nye plejemetoder eller oplysningskampagner, leder de forandringerne og sikrer, at de kommer patienterne til gode.

Sygeplejersker er med deres nærhed til patienterne og indgående kendskab til sundhedssystemet ideelt placeret til at være ledere og forandringsagenter. Ved at have en proaktiv tilgang, hele tiden lære nyt og samarbejde med andre faggrupper kan sygeplejersker virkelig forandre sundhedsvæsenet og forbedre kvaliteten af plejen for alle. Denne rolle som leder og forandringsagent er afgørende, hvis vi skal imødegå de nuværende og fremtidige udfordringer, som sundhedssektoren står over for.

Kapitel 19

UDFORDRINGER OG TABUER PSYKIATRI

Afmystificering af stereotyper og fordomme om psykisk sygdom.

På trods af de betydelige fremskridt, der er gjort med hensyn til at forstå mekanismerne bag og øge den offentlige bevidsthed, er psykisk sygdom stadig genstand for mange fordomme. Disse stereotyper kan have ødelæggende konsekvenser, både for mennesker med psykiske lidelser og for samfundet som helhed.

1. Stereotypers natur

Stereotyper er forenklede og generaliserede overbevisninger om en gruppe mennesker. I forbindelse med psykisk sygdom kan disse stereotyper antage forskellige former, f.eks:

- Mennesker med psykisk sygdom er farlige og uforudsigelige.
- Disse sygdomme er resultatet af en karaktersvaghed eller et moralsk svigt.
- Enkeltpersoner kan simpelthen "slippe af sted med det", hvis de ønsker det.

2. Fordommenes oprindelse

Fordomme mod psykiske lidelser har mange forskellige oprindelser:

- **Historie og kultur**: I mange kulturer har psykisk sygdom været forbundet med overnaturlige årsager eller er blevet opfattet som guddommelig straf.
- **Medier**: Medierepræsentationer kan ofte overdrive eller misrepræsentere psykisk sygdom og forstærke stereotyper.
- **Manglende uddannelse**: Simpel uvidenhed eller misforståelse af fakta kan føre til forkerte vurderinger.

3. Konsekvenser af stereotyper

Fordomme og stereotyper kan have alvorlige konsekvenser:

146

- **Stigmatisering**: Mennesker med sygdommen kan blive udstødt, marginaliseret eller undgået af deres lokalsamfund.
- **Undgår omsorg**: Af frygt for at blive dømt kan nogle mennesker undgå at søge hjælp eller tale om deres problemer.
- **Diskrimination**: På arbejdspladsen, i skolen eller på andre områder i livet kan enkeltpersoner blive udsat for direkte eller indirekte diskrimination.

4. Bekæmpelse af stereotyper
Det er bydende nødvendigt at bekæmpe disse fordomme:
- **Uddannelse**: At informere den brede offentlighed om den virkelige natur af mentale lidelser og afmystificere misforståelser.
- **Vidnesbyrd**: Opmuntre de berørte til at dele deres erfaringer for at menneskeliggøre og personliggøre psykisk sygdom.
- **Medieansvar**: Tilskynd til en retfærdig og afbalanceret skildring af psykisk sygdom i medierne.
- **Øge bevidstheden**: Organiser kampagner, workshops og seminarer for at øge offentlighedens bevidsthed.

Psykisk sygdom kræver, som enhver anden sygdom, forståelse, medfølelse og støtte. Ved at uddanne samfundet og bekæmpe fordomme kan vi være med til at skabe et miljø, hvor folk bliver bedømt på deres karakter og handlinger, ikke på stereotyper og misforståelser.

Vigtigheden af at kæmpe mod stigmatisering.

Fra tidernes morgen har stigmatisering været en følgesvend til psykisk sygdom. Det henviser til ideen om, at de berørte på en eller anden måde er mindreværdige, svage eller farlige. At bekæmpe denne stigmatisering er ikke kun et spørgsmål om social retfærdighed, det er også afgørende for de berørte personers velbefindende og helbredelse.

1. De ødelæggende virkninger af stigmatisering

Stigmatisering kan have en dramatisk indvirkning på folks liv:

- **Selvstigmatisering**: De berørte personer kan internalisere disse negative holdninger, hvilket skader deres selvværd.
- **Social isolation**: Af frygt for at blive dømt kan de syge isolere sig, hvilket forværrer deres tilstand.
- **Diskrimination på arbejdspladsen**: Professionelle muligheder kan blive reduceret, ikke på grund af kompetencer, men på grund af fordomme.
- **Modvilje mod at søge hjælp**: Stigmatisering kan forhindre folk i at søge behandling, hvilket forlænger og forværrer deres lidelser.

2. Afgørende uddannelse

De fleste stereotyper stammer fra en mangel på forståelse:

- **Bevidstgørelse**: Uddannelsesprogrammer i skoler og lokalsamfund for at give præcis og opdateret information om psykisk sygdom.
- **Udtalelser**: At lade de berørte dele deres erfaringer kan afmystificere psykisk sygdom.

3. Medierne: En dobbelt kant

Medierne spiller en vigtig rolle i at forme den offentlige mening:

- **Ansvar**: Medierne bør undgå at fastholde skadelige stereotyper og forsøge at uddanne i stedet for at skabe sensationer.
- **Fremhæv succeshistorier**: Fremhæv historierne om mennesker, der håndterer deres psykiske sygdom effektivt, og vis, at de kan leve et tilfredsstillende liv.

4. Det medicinske samfunds rolle
Psykisk sundhedspersonale skal også spille deres rolle:

- **Holistisk tilgang**: at behandle patienten som en helhed, ikke kun hans eller hendes sygdom.
- **Åben kommunikation**: Opmuntr patienterne til at stille spørgsmål og udtrykke deres bekymringer for at fjerne frygten.

5. Inddragelse af lokalsamfundet
Det er en kollektiv indsats:

- **Fællesskabsprogrammer**: Tilskynd til initiativer, der fremmer inklusion og forståelse.
- **Åben dialog**: Tilskynd til fora, hvor folk kan diskutere mental sundhed åbent uden frygt for at blive dømt.

Bekæmpelse af stigmatisering er et grundlæggende skridt i retning af at gøre det muligt for alle at leve i et samfund, hvor psykisk sygdom forstås og ikke frygtes. Hvert skridt mod at udrydde stigmatisering er et skridt mod et mere inkluderende, omsorgsfuldt og sundt samfund.

Nutidige udfordringer erhvervet som psykiatrisk sygeplejerske.

I skæringspunktet mellem lægevidenskab, menneskelige relationer og samfundsudvikling står den psykiatriske sygepleje over for komplekse og varierede udfordringer. I takt med at psykiatrien undergår hurtige forandringer, opstår der nye udfordringer, som kræver modstandsdygtige, veluddannede sygeplejersker, der er i stand til at tilpasse sig.

1. Den igangværende afstigmatisering af psykisk sygdom
På trods af fremskridt er der stadig stigma forbundet med psykiske lidelser, og det påvirker ikke kun den offentlige opfattelse, men også patienternes egen.

2. Hurtigt udviklende behandlinger

- **Nye behandlingsformer**: Sygeplejersker er nødt til konstant at holde sig ajour med terapeutiske fremskridt, hvad enten det er i form af ny medicin eller alternative behandlingsformer.
- **Digitale terapier**: Boomet i telemedicinske og mentale wellness-applikationer kræver fortrolighed med teknologi.

3. Mangel på ressourcer

Mange institutioner lider under en kronisk mangel på ressourcer, hvad enten det drejer sig om personale, finansiering eller udstyr.

4. Kulturelle og sociale kompleksiteter

Plejen skal tilpasses patienternes forskellige kulturelle, sociale og individuelle virkeligheder. Stigningen i spørgsmål om køn, identitet og etnisk mangfoldighed introducerer yderligere nuancer i plejen.

5. Risikoen for udbrændthed

Den følelsesmæssigt intense karakter af psykiatrisk arbejde, kombineret med nogle gange lange arbejdstider, kan føre til udbrændthed og endda psykiske problemer blandt plejerne selv.

6. Navigation mellem autonomi og sikkerhed

Det kan være en delikat balancegang at vurdere, hvornår man skal prioritere patientens autonomi, og hvornår man skal implementere sikkerhedsforanstaltninger.

7. Tværprofessionelt samarbejde

At arbejde i synergi med andre sundhedsprofessionelle (psykiatere, psykologer, socialarbejdere) kræver kommunikations- og samarbejdsevner i et miljø, der nogle gange er fyldt med spændinger.

8. Etiske dilemmaer
Spørgsmål om fortrolighed, informeret samtykke og tvungen pleje kan f.eks. udgøre vanskelige etiske dilemmaer.

9. Efteruddannelse
Behovet for løbende uddannelse for at holde sig ajour på et område i konstant udvikling, samtidig med at man håndterer det daglige ansvar, kan være en udfordring i sig selv.

10. Krisestyring
Nødsituationer, hvad enten det drejer sig om selvmordsforsøg, aggression eller andre kriser, kræver særlige færdigheder, træning og modstandsdygtighed.

Psykiatriske sygeplejersker er førstehåndsvidner til de hurtige forandringer, der finder sted inden for mental sundhed. De spiller en vigtig rolle i patientplejen, men skal også navigere gennem et hav af udfordringer, der sætter deres færdigheder, tålmodighed og modstandskraft på prøve. At anerkende og håndtere disse udfordringer er afgørende for at sikre kvalitet i plejen, men også for sygeplejerskernes eget velbefindende.

Kapitel 20

TRIVSEL OG SYGEPLEJERSKENS MODSTANDSDYGTIGHED

Anerkend
og håndtere arbejdsrelateret stress.

Arbejdsrelateret stress er et udbredt problem for mange fagfolk, især dem, der arbejder i sundhedssektoren. Psykiatriske sygeplejersker er særligt udsatte på grund af det store ansvar og den følelsesladede karakter af deres profession. At vide, hvordan man genkender det og håndterer det, er afgørende for karrierens kontinuitet, det personlige velbefindende og frem for alt for at sikre kvalitetspleje til patienterne.

1. Forståelse af arbejdsrelateret stress
   * **Definition**: En tilstand af fysisk, følelsesmæssig eller mental anspændthed som følge af stressende faktorer på arbejdet.
   * **Specifikke årsager i psykiatrien**: nødsituationer, følelsesmæssige konfrontationer, etiske dilemmaer, tidspres, følelsesmæssig udmattelse, blandt andre.

2. Genkendelse af symptomer
   * **Fysisk**: Træthed, hovedpine, søvnproblemer, muskelspændinger, fordøjelsesproblemer.
   * **Følelsesmæssigt**: Irritabilitet, angst, depression, følelse af udmattelse, nedsat selvværd.
   * **Psykisk**: Koncentrationsbesvær, tvangstanker, pessimisme, social isolation.
   * **Adfærd**: Overspringshandlinger, fravær fra arbejde, øget alkohol- eller stofmisbrug.

3. Identificering af risikofaktorer
   * **Eksternt**: Høj arbejdsbyrde, mangel på ressourcer, interpersonelle konflikter, mangel på anerkendelse.
   * **Internt**: Perfektionisme, mangel på tidsstyring eller kommunikationsevner, svært ved at sætte grænser.

4. Strategier for forebyggelse og håndtering
- **Selvevaluering**: Tag dig tid til regelmæssigt at reflektere over din følelsesmæssige og fysiske tilstand.
- **Efteruddannelse**: Få yderligere færdigheder til bedre at håndtere professionelle udfordringer.
- **Tidsstyring**: Prioriter opgaver, lær at uddelegere, tag regelmæssige pauser.
- **Sætte grænser**: Vide, hvordan man siger nej, anerkende sine egne grænser og tage fridage.
- **Støttenetværk**: Dyrk forholdet til kolleger, venner eller en professionel inden for mental sundhed for at dele bekymringer.
- **Afslappende aktiviteter**: Meditation, yoga, læsning eller enhver anden aktivitet, der slapper af og fjerner tankerne fra arbejdspresset.
- **Pas på dit helbred**: Spis en afbalanceret kost, dyrk regelmæssig motion og få nok søvn.

5. Vigtigheden af at bede om hjælp
- **Anerkend dine egne grænser**: At indrømme, at du måske har brug for hjælp, er ikke et tegn på svaghed, men på visdom.
- **Rådfør dig med en professionel**: En psykolog, psykiater eller studievejleder kan tilbyde værdifulde indsigter og værktøjer.

Stillet over for fagets mange udfordringer skal anerkendelse og håndtering af professionel stress være i centrum for psykiatriske sygeplejerskers bekymringer. Det er en vigtig del af at sikre kvalitet i plejen og bevare den mentale sundhed. At kende sig selv, udstyre sig med de rigtige værktøjer og ikke tøve med at søge hjælp er nøglen til effektiv håndtering af stress på arbejdspladsen.

Vigtigheden af supervision og efteruddannelse.

Psykiatriens dynamiske og komplekse natur kræver, at sygeplejersker konstant udvikler deres viden og færdigheder. I denne sammenhæng er supervision og efteruddannelse vigtige søjler for at sikre optimal patientpleje og støtte sygeplejerskernes trivsel og faglige udvikling.

1. Supervision: Et reflekterende spejl
- **Professionel refleksion**: Supervision giver et privilegeret rum, hvor sygeplejersker kan analysere og diskutere deres praksis, deres følelser og deres spørgsmål.
- **Personlig udvikling**: Konfronteret med situationer, der nogle gange kan være destabiliserende, giver supervision sygeplejerskerne et sted, hvor de kan udtrykke deres følelser og få gavn af velvillig og konstruktiv feedback.
- **Håndtering af etiske dilemmaer**: Psykiatrien, med dens nuancer og kompleksitet, præsenterer ofte etisk tvetydige sager. Supervision hjælper med at afklare og navigere i disse gråzoner.

2. Efteruddannelse: En forpligtelse til ekspertise
- **At holde sig opdateret**: Psykiatrisk forskning udvikler sig konstant. Efteruddannelse gør det muligt for os at holde os ajour med de seneste opdagelser og anbefalinger.
- **Tilegnelse af nye færdigheder**: Patienternes behov ændrer sig, og det samme gør de terapeutiske tilgange. Kontinuerlig træning sikrer, at vi kan reagere optimalt på disse behov.
- **At reagere på nutidige udfordringer**: Når der opstår nye problemer (afhængighed af nye teknologier,

lidelser forbundet med sociale omvæltninger), kan uddannelse give passende svar.

3. Fordele ved sikkerhedsstillelse

- **Øget selvtillid**: At føle sig opdateret og superviseret styrker din følelse af kompetence og professionel effektivitet.
- **Professionelt netværk**: Træningskurser og supervisionssessioner giver mulighed for at møde og udveksle synspunkter med andre professionelle på området og derved berige din praksis.
- **Forebyggelse af udbrændthed**: Ved at skabe et forum for diskussion og læring spiller supervision og løbende uddannelse en beskyttende rolle mod udbrændthed.

4. Institutionelt og personligt engagement

- **Institutionelt ansvar**: Det er vigtigt, at institutionerne anerkender vigtigheden af supervision og træning og afsætter tid og ressourcer til disse formål.
- **Individuel proaktivitet**: Hver sygeplejerske, der er bevidst om værdien af disse værktøjer, bør aktivt søge at drage fordel af og investere i uddannelses- og supervisionsmuligheder.

Supervision og efteruddannelse er ikke blot supplementer til den psykiatriske sygeplejerskes daglige arbejde, men absolutte nødvendigheder. De garanterer kvaliteten af plejen, fremmer professionel vækst og understøtter psykologisk velvære. I et felt, der er så krævende og foranderligt som psykiatrien, er det ikke en mulighed at stoppe med at lære, det er et ansvar.

Pas på dig selv
til at tage sig bedre af andre.

Faget psykiatrisk sygepleje er i sig selv krævende og svinger mellem øjeblikke af følelsesmæssig intensitet og øjeblikke af ren terapeutisk lyksalighed. Men en del af nøglen til effektiv, empatisk patientpleje ligger i sygeplejerskens evne til at tage vare på sig selv. Denne selvbevarelse er ikke en egoistisk handling, men en nødvendighed for at sikre optimal plejekvalitet.

1. Sammenhængen mellem væren
   - **Følelsesmæssig gensidighed**: Sygeplejersker er i kraft af deres rolle beholdere for deres patienters følelser. Hvis de ikke håndteres korrekt, kan disse følelser påvirke deres egen mentale sundhed.
   - **Et spejl af velbefindende**: Sygeplejersker, der er glade, rolige og har det godt med sig selv, er mere tilbøjelige til at skabe tillid og ro i sindet hos deres patienter.

2. Teknikker og praksisser til egenomsorg
   - **Meditation og mindfulness**: Disse metoder hjælper dig **med** at fokusere, reducere stress og få perspektiv på begivenhederne.
   - **Fysisk aktivitet**: Motion, hvad enten den er blid som yoga eller mere intens som løb, er et værdifuldt afløb for krop og sind.
   - **Hobbyer og lidenskaber**: At hellige sig ekstraprofessionelle aktiviteter hjælper dig med at koble af og finde tilbage til dig selv.
   - **Terapeutiske konsultationer**: Psykoterapi eller coaching kan hjælpe dig med at diskutere dine følelser og finde mestringsstrategier.

3. Betydningen af grænser
- **Grænser** mellem **arbejde og privatliv**: Det er afgørende at etablere en klar grænse mellem arbejde og privatliv for at forebygge risikoen for udbrændthed eller overinvestering.
- **At sige nej**: Nogle gange er man nødt til at sige nej til visse opgaver eller anmodninger for at bevare sin fysiske og følelsesmæssige integritet.

4. Anerkendelse og accept
- **Accepter dine grænser**: At anerkende dine svagheder eller øjeblikke af træthed er ikke et nederlag, men en nødvendig erkendelse for at genoplade dine batterier.
- **Fejr små sejre**: Når du lykønsker dig selv med hverdagens succeser, øger det dit selvværd og din motivation.

Ved at passe på sig selv og dyrke sit velbefindende tilbyder psykiatriske sygeplejersker indirekte deres patienter et sundere og mere harmonisk terapeutisk miljø. At tage vare på sig selv er ikke en luksus; det er et ansvar over for sig selv og over for dem, man hjælper hver dag. I sidste ende er en velafbalanceret sygeplejerske et værdifuldt aktiv i den psykiatriske verden.

KONKLUSION

Psykiatriens fremtid og psykiatrisk sygepleje.

I årenes løb har psykiatrien udviklet sig parallelt med teknologiske, videnskabelige og samfundsmæssige fremskridt. I dag befinder området sig ved et stort vendepunkt, gennemsyret af medicinske opdagelser, integration af teknologi og en fornyet vægt på holistisk patientpleje. Den psykiatriske sygeplejerskes rolle er også under forandring, hvor traditionelle metoder tilpasses nutidens behov.

1. Mere personlig medicin
- **Præcisionspsykiatri**: Evnen til at målrette behandlinger efter den enkeltes genetiske og biokemiske profil kan føre til mere hensigtsmæssig og effektiv behandling.
- **Integrative tilgange**: Integrationen af forskellige discipliner, såsom ernæring, fysioterapi eller kunstterapi, for at give en omfattende tilgang.

2. Integration af avancerede teknologier
- **Digitale terapier**: Brugen af selvhjælpsapplikationer og -platforme vil sandsynligvis blive mere almindelig.
- **Virtual reality**: Denne teknologi kan bruges til at behandle lidelser som fobi eller PTSD.
- **Kunstig intelligens**: til diagnostisk hjælp, patientovervågning og optimering af behandling.

3. Ændringer i træning og praksis
- **Løbende uddannelse**: Sygeplejersker bliver nødt til løbende at opdatere deres færdigheder for at holde sig på forkant med innovativ praksis.
- **Udvidet rolle for sygeplejersker**: Med en mere patientcentreret tilgang vil sygeplejersker kunne spille en endnu mere central rolle i koordineringen og leveringen af pleje.

4. En mere menneskelig tilgang
- **Bekæmpelse af stigmatisering**: Større offentlig bevidsthed og oplysning om psykiske lidelser.
- **Fokus på forebyggelse**: Tidlig identifikation af tegn og symptomer med hurtigere indgriben.

5. Tværfagligt samarbejde
- **Teamwork**: Større koordinering mellem psykiatere, sygeplejersker, socialarbejdere og andet sundhedspersonale for at sikre omfattende pleje.
- **Holistiske plejecentre**: Faciliteter, der tilbyder et komplet udvalg af tjenester, fra diagnose til rehabilitering.

Fremtiden for psykiatri og psykiatrisk sygepleje ser lovende ud med et væld af muligheder for forbedring og innovation. Denne udvikling vil, samtidig med at den forbliver patientcentreret, stræbe efter at levere responsiv og integreret pleje af høj kvalitet, der afspejler samfundets skiftende behov. Sammensmeltningen af teknologi, videnskab og humanisme baner vejen for en fremtid, hvor psykiatrisk pleje er både effektiv og dybt empatisk.

Opmuntring til forskning og innovation.

Psykiatrien er, ligesom andre medicinske områder, i konstant udvikling. Den formes af videnskabelige opdagelser, nye terapeutiske tilgange og de skiftende behov hos patienter og i samfundet. Men hvis den skal fortsætte med at udvikle sig, er det vigtigt at fremme forskning og innovation. Disse to elementer, der arbejder i synergi, er drivkraften bag forbedringer i patientpleje og velvære.

1. Grundlaget for vigtigheden af forskning

Klinisk forskning og grundforskning er afgørende for vores forståelse af psykiske lidelser, fra deres årsager til deres behandling. Det er takket være denne forskning, at vi i dag har mere effektiv medicin, validerede psykoterapeutiske interventioner og forebyggende strategier.

2. At skubbe grænserne for viden tilbage
Innovation i psykiatrien er ikke begrænset til farmakologi. Den omfatter så forskellige områder som neuroimaging, neuromodulation, genterapi og kunstig intelligens. Disse innovationer har potentialet til at revolutionere den måde, vi forstår, diagnosticerer og behandler psykiske lidelser på.

3. Skab et gunstigt miljø
- **Institutionel støtte**: Universiteter, hospitaler og andre institutioner skal anerkende vigtigheden af psykiatrisk forskning og afsætte tilstrækkelige ressourcer.
- **Finansiering**: Regeringer, private organisationer og offentlig-private partnerskaber skal investere i psykiatrisk forskning og innovation.
- **Samarbejdsnetværk**: Tilskyndelse til samarbejde mellem forskere, klinikere, patienter og andet sundhedspersonale for at udveksle ekspertise og perspektiver.

4. Uddannelse til innovation
Det er vigtigt at indarbejde vigtigheden af forskning og innovation i uddannelsen af sygeplejersker og andet sundhedspersonale. De skal opmuntres til at stille spørgsmål, udfordre etablerede metoder og konstant søge forbedringer.

5. Innovation til gavn for patienterne
I hjertet af alle disse bestræbelser er patienten. Enhver opdagelse, enhver innovation har til formål at forbedre deres livskvalitet, reducere lidelse og genoprette mental sundhed. Det er ved at huske på dette ultimative mål, at psykiatrisk forskning og innovation fortsat vil blomstre.

At fremme forskning og innovation i psykiatrien er ikke bare nødvendigt, det er afgørende. I en tid, hvor psykiske lidelser bliver mere og mere komplekse, og i lyset af samfundsmæssige og miljømæssige udfordringer, er det mere presserende end nogensinde at fremme en psykiatri, der er oplyst, progressiv og resolut fremadskuende.

www.ingramcontent.com/pod-product-compliance
Lightning Source LLC
Chambersburg PA
CBHW071500220526
45472CB00003B/871